# リンパケア検定

## 1級　公式テキスト

リンパ系・リンパケアの知識／
施術の実際

一般社団法人日本リンパ協会〔編〕
池田 ことみ〔著〕
松岡 隆〔監修〕

評言社

## 予防医学・アンチエイジングとしてのリンパケア

　生命体で「滞る」は「死」を意味します。滞るまでもなく、動きが鈍くなったり、物質代謝が妨げられたりすることは病気や老化に直結します。ぜんそくでは、空気の通り道が障害されますし、心筋梗塞のような虚血性心疾患では、心臓に栄養や酸素を送る血流が障害されています。

　心筋梗塞やぜんそくは極端としても、多くの医師が異口同音に「万病の元」と言う便秘はどうでしょうか？　便秘はまた、美容と健康の大敵とよく言われます。からだにとって不要なものあるいは有害なものが、消化吸収器官に接して長期間存在してしまう。つまり、不要物が滞ってしまうのですから、当然、からだに悪影響を及ぼすというのは想像がつきます。不快感からも、睡眠リズムを狂わせ生活習慣病などを引き起こします。また、腸内細菌の悪玉菌化により、活性酸素や種々の外毒素、エンドトキシンを発生させ、生活習慣病だけでなく悪性腫瘍の原因にもなります。

　それでも、便秘は自覚できます。３日も便通がなければ気分的にも不快になりますから、どうにか対処しようと、食物繊維の多いイモ類や海草類を摂取したり、場合によっては、乳酸菌などのサプリメントを服用したりします。

　これに対して、リンパ系の滞り＝リンパ系の働きが悪くなって、多種多様な病気を発症したり症状を引き起こしても、リンパが病因になっていると自覚しにくいものです。

　呼吸器系／血液・循環器系／消化器系／内分泌系など、人間の各

器官や機能別に医学や生理学が発達し、あるいは分析技術などの進展によって、かなりの病気の発症原因も解明されつつあります。なかでも昨今注目されているのがリンパ系・免疫系の分野です。
　リンパ系は、細胞の壊れたものや不要物などを処理してくれる大事な役割を果たしてくれています。もし、リンパ系が滞ると、細胞の近くに不要物や有害物が存在して、健康な細胞に悪影響を及ぼします。組織を構成している細胞は、神経、ホルモン、オータコイド、サイトカインといったもので情報を交換し合って、協調・協力してうまく働くようになっています。しかし、変な物質が存在すると、この細胞間の情報交換がうまくいかなくなって、からだの働きがちぐはぐになって種々の病気を起こします。
　リンパ系のもうひとつ重要な働きに、自己防御機能があります。外部から侵入してきたウイルスや細菌といった微生物や、自分の体内にできたがん細胞を、マクロファージや樹状細胞、B細胞などのリンパ系の細胞が認知して、細胞性免疫や体液性免疫を活性化させ、ウイルス、細菌、がん細胞などを処理して、感染症や悪性腫瘍を予防しています。リンパ系が滞った場合は、自己防衛機能が働かず、これらの疾患を発症させてしまいます。
　もともと動物は、動くことによって筋肉を収縮弛緩させ、その筋肉の収縮弛緩によって、静脈系やリンパ系の流れを作っています。ところが現代人は、電車や自動車に乗ったり、洗濯機や掃除機、電子レンジ等の使用など、便利で快適な生活と引き換えに、からだを動かさなくなりました。その結果、リンパ系や静脈系の循環が極めて悪くなっています。悪いことに、便秘と違って、静脈系やリンパ系の循環の滞りは自覚できないのです。セルライトができるまでに

極めて悪化して初めて、気づくかどうかなのです。したがって、意識的に努力してリンパ系の循環をよくする必要があります。

　医療の基本は、予防医学です。疾患にかかってから治療するよりも、かかる前に予防するのが一番です。また、健康なからだはアンチエイジング＝美しさに直結しています。リンパケアはまさに、予防医学にとても有効です。

　本書は、リンパに関する知識やリンパケアの実際が詳しく、かつわかりやすく書かれていて、疾病の予防法の実践書としておすすめです。病気が予防できるだけでなく、美容にもよいのは大変お得ですが、それだけでなく、「リンパケア検定1級」に合格するための知識も得られるわけですから、"三兎を獲る"ことができる本といえるでしょう。

日本薬理学会学術評議員 薬学博士<br>
松岡　隆

## リンパケアに関する正しい知識の普及を目指して

　早いもので私がリンパケアと出会って約15年、リンパケアの講師になって13年くらいが経ちました。その間、2万人以上の方に実技中心の内容を直接指導させていただいたので、たくさんの方からのご意見やご感想をいただきました。

　講師の仕事のいいところは、自分も勉強になることが第一に挙げられます。机上の理論のみならず、たくさんの方から、本には載っていない体験報告が大量に集まります。

- 十数年患っていた耳鳴りが治った
- 5円玉大のシミが消滅した
- 正座ができるようになった
- 頭痛がなくなった
- シワがうすくなった
- 目がよく見えるようになった

　どれも、リンパの教科書には書いていない出来事ばかりです。経験的に、リンパケアの可能性は素晴らしいのですが、まだ医学的に証明されていないこともたくさんあるようです。

　最近では、リンパケア、リンパマッサージ、リンパセラピーという言葉は普通に通用しますし、流行しています。健康系や美容系イベントでは、「リンパの流れ」を意識した販売促進も盛んです。

　リンパケアを広めることをミッションとしている私にとって、リンパケアの普及は大変嬉しいことです。しかし、誤った情報や知識が巷で氾濫していることが十数年前からずっと気になっていました。

　一般社団法人日本リンパ協会では、リンパとリンパケアの正しい知識を広めるため、各種講習会や講師の育成、出版、検定試験などを実施してその普及に努めています。

本書は、「リンパスペシャリスト®資格認定講座」と「日本リンパ協会認定リンパケア検定™1級」の資格を取得するための基本テキストです。リンパケア検定2級試験においては、「リンパの基礎知識と基本手技」をベースにし、セルフリンパケアの手技を出題内容にしていますが、1級試験では、からだの構造や、さらに深い実務的な知識とともに、他者に対する施術手技を出題内容にしています。

　マッサージをはじめとしてボディケアに従事している人が少なくない今日、こうした方々もリンパケアの正しい知識と手技を身に付けていることは、ご自身の技能を高めるとともに、なによりもお客様に対して有益なサービスを提供できるのではないかと思っています。「日本リンパ協会認定リンパケア検定」の資格取得がその後押しになれば幸いです。

　また、本書は、家庭などで一般の人も（一部の手技を除き）リンパケアトリートメントができるように解説しています。

　「右手は自分自身のために、そして左手はあなたの愛する人のために」――私にリンパケアを教えてくださった先生がいつも言っていた言葉です。「手当」は手を当てると書きますが、文字通り手を当てるだけでも癒され、体調がよくなることもあります。私は、からだと心は密接につながっていることを確信していますし、人のからだには、自分をよくするスイッチがたくさんあり、その中の大きなものをリンパケアが担っていると確信しています。皆様の愛する人のために本書をお役立ていただけましたら、とても嬉しく思います。

一般社団法人 日本リンパ協会<br>
代表理事　池田ことみ

## 目次　リンパケア検定 [1級] 公式テキスト

予防医学・アンチエイジングとしてのリンパケア ——— *3*
リンパケアに関する正しい知識の普及を目指して ——— *6*

### 第1章　日本リンパ協会と「リンパケア検定™」 ——— *11*
　1　一般社団法人日本リンパ協会について ——— *12*
　2　「リンパケア検定™」について ——— *15*
　3　よくある質問 ——— *19*

### 第2章　細胞・組織・器官 ——— *23*
　基礎知識の確認 Q&A ——— *24*
　1　細胞と組織 ——— *29*
　2　おもな器官系とその役割 ——— *30*

### 第3章　からだの構造と仕組みを知る ——— *43*
　1　骨格 ——— *44*
　2　筋肉の仕組み ——— *52*
　3　皮膚の構造 ——— *62*

### 第4章　リンパの構造と仕組みを知る ——— *65*
　1　リンパの基本構造 ——— *66*
　2　おもなリンパ節とリンパの流れ ——— *78*

### 第5章　リンパの働き ——— *91*
　1　からだのむくみとリンパ ——— *92*
　2　腸の働きと腸のリンパ ——— *100*
　3　アルブミンについて ——— *102*
　4　脳脊髄液の働き ——— *103*
　5　免疫について ——— *105*
　6　がんの発生と関係するナチュラルキラー細胞 ——— *107*
　7　ペットのリンパ ——— *108*

## 第6章　リンパケアトリートメント［準備編］―― *111*
1. リンパケアを行う際の注意点―― *112*
2. 好転反応について―― *118*
3. ジェルについて―― *120*
4. リンパケアの基本―― *122*
5. 施術者の心構え―― *124*
6. リンパケアトリートメントの環境―― *125*
7. 基本の手技―― *126*
8. トリートメントの準備〜その1〜―― *129*
9. トリートメントの準備〜その2〜―― *131*

## 第7章　リンパケアトリートメント［実践編］―― *135*
1. リンパ流しの方向を再確認―― *136*
2. 頭部のリンパケアトリートメント―― *138*
3. 顔のリンパケアトリートメント―― *144*
4. 首・肩のリンパケアトリートメント―― *152*
5. デコルテ・胸のリンパケアトリートメント―― *155*
6. 腹部のリンパケアトリートメント―― *157*
7. 手と腕のリンパケアトリートメント―― *162*
8. 背中のリンパケアトリートメント―― *168*
9. 足(後面)のリンパケアトリートメント―― *176*
10. 臀部のリンパケアトリートメント―― *182*
11. 足(前面)のリンパケアトリートメント―― *185*
12. その他の手技―― *196*

## 付録　練習問題 ―― *197*

# 第 1 章

# 日本リンパ協会と「リンパケア検定™」

*Official Approval Textbook for Lymphatic Care*

##  一般社団法人 日本リンパ協会について

　日本リンパ協会は、自然治癒力を高めるリンパケアを普及する活動を通して、人々の生き生きとした暮らしの実現と、とくに女性の職業支援を行うことを目的として発足しました。

■沿革

| | |
|---|---|
| 2006年 | 発足　第1回目の資格認定講座開始 |
| 2012年 | 法人登記（一般社団法人）<br>「美と健康・癒しフェスタ湘南」を開催（以降毎年開催）し、入場料の全額を東日本大震災被災者支援団体に寄付<br>リンパマスター講座開講 |
| 2013年 | シンポジウム「リンパで7歳若返る!? 免疫力アップの秘密」を湘南リビング新聞社と共催（ゲスト：安保徹博士ほか） |
| 2015年 | 『リンパケア検定2級公式テキスト』出版<br>東京、横浜、大阪で「リンパケア検定2級」試験開始 |
| 2016年 | 『リンパケア検定1級公式テキスト』出版<br>5月「リンパケア検定2級」試験　東京、大阪のほか、仙台開始<br>7月「リンパケア検定1級」試験開始 |
| 2020年 | セルフリンパケア資格・リンパ講師資格認定講座のオンラインライブ講座開始<br>ユーキャン「リンパケア講座」監修・「パーソナルリンパケアリスト®」認定 |
| 2024年 | セルフリンパケア初級資格の「動画講座」を開始<br>沖縄県石垣市にてリトリート施設「ヒーリングブルー石垣」竣工。リトリート合宿開始 |

■ 協会理念

- 身につけた知識・技術が一生あなたの味方となるよう努めます
- いくつになってもあきらめないあなたを応援します

　講座ではリンパ系の仕組みや免疫学などの座学、セルフリンパケアのテクニック、ご家族や友人への癒しテクニック、血流促進のためのリラクゼーションテクニック、美顔リンパケア、プロセラピストをめざす人のためのリンパケア等、ニーズに合わせたメソッドを用意しています。これらを身につければ一生あなたの味方になります。

■ 主な活動内容

- 「ホームリンパケア」「セルフリンパケア」「セラピスト（リンパスペシャリスト®）」「ハンドリンパスペシャリスト®」「リンパマスター（講師）」等の資格認定講座の開催
- 各種セミナーの開催
- イベント企画・運営
- リンパケアに関する調査・研究
- リンパケア関連商品の企画・製造・販売
- 健康関連団体・企業への情報提供・協力
- 企業の福利厚生事業等への情報提供・協力
- 国・公共団体の健康増進施策への情報提供・協力
- 検定事業
- リトリート合宿の企画・運営
- 出版・メディア事業　他

## ■セミナー開催実績

- セルフリンパケア講座
- リフレクソロジー講座
- リラクゼーション講座
- ヘッドリンパ講座
- リンパ美顔認定資格講座
- 集客セミナー
- メンズセミナー
- リンパ健康セミナー
- モテリンパセミナー
- リフトアップセミナー
- 7歳若返りセミナー
- シンポジウムなど

## ■各種講座の開催

　リンパスペシャリスト®資格認定講座やリンパマスター講座は関東を中心に、随時開講しています。
　講座ではセルフケアを学べるリンパスペシャリスト®準3級や同3級、家族へのリンパケアが学べる同2級、セラピスト資格を得られる同1級、講師資格のためのリンパマスター講座などを中心に展開しています。
※リンパスペシャリスト®資格は、「リンパケア検定2級」「リンパケア検定1級」とは別の資格です。

## 2 「リンパケア検定™」について

### ■ リンパケア検定とは

　インターネットの発達もあり、さまざまな健康情報が氾濫するようになった近年、「自分の健康は自分で守りたい」「お金をかけずに自然な方法で美しくなりたい」と希望する人が急増しています。

　そのような中で、自分自身や家族、友人の健康維持や健康増進、若返りのためにリンパケアを身につけたいと思っている人がとくに増えてきました。

　リンパケアを正しく安全に行うためには、当然、正しい知識の修得が必要です。リンパケアの手技だけでなく、リンパや人体についての医学的な基礎知識も不可欠です。

　リンパに関する幅広い知識が身についていて、リンパケアを安全に行えるかどうかを問うのが「リンパケア検定」です。

　自分のからだは自分で改善することができます。そのための重要なポイントのひとつがリンパの流れです。なぜリンパの流れが重要なのか、医学的な根拠を学べば、氾濫している健康情報に惑わされることなく、安心してリンパケアを行うことができます。

### ■ リンパケア検定の内容

　リンパケア検定2級では、主として自分の健康のために、リンパケアを知識として学んでいただきました。

　1級では、セラピストや治療家、介護士、看護師、医師など、からだをケアするお仕事をされている先生方のリンパケアの知識の修得や、ご家庭でのケアの実践のガイドとなることを目的としています。

▶ 2級で学べる内容

　からだやリンパに関する基礎知識、禁忌、リンパの流れをよくする生活術など、リンパケアについての基本的な内容。
- リンパ体操
- 表情筋リンパ体操
- セルフリンパケアの方法　など

▶ 1級で学べる内容

　からだやリンパ系に関する2級より踏み込んだ知識と技術。
- 細胞と組織
- リンパ系器官の役割
- からだの基本的な仕組み
- 他者へのトリートメント
- 注意事項や法律　など

## ■検定で得られるもの

　リンパケア検定は2級→1級と2段階の検定試験があり、それぞれの段階で合格基準に達した場合、合格証を発行します。
　2級合格者は1級試験を受験できますが、2級資格のない人は1級の受験はできません。
　1級試験に合格し、所定の手続きを経ることにより「日本リンパ協会認定リンパケアアドバイザー」として名乗る資格を得られます。希望者には認定カードが発行されます。
　また、リンパケア検定2級に合格すると、実技がメインの日本リンパ協会「リンパスペシャリスト®資格認定講座3級」を受講する際、試験が免除されます（試験合格後1年以内）。
　リンパケア検定試験の合格をめざして学習すると、楽しみながら美容と健康に関する知識を身につけることができます。そして、自分自身の

ケアや健康・美容に自信が持てるようになるだけでなく、家族、友人などにアドバイスができるようになります。

さらに、セラピストや治療家、サロン経営者・スクール運営者・講師業・健康・美容業界に従事しているすべての方々にとっては、レベルアップ、スキルアップや信用アップにつながります。

■「リンパケア検定1級」の出題内容

1級の出題数は60問、出題形式は「○×式」と「4択式」です。
リンパケアの中でも重要なこと、とくに知っておいてほしいことについて出題されますが、基本的には本書に記載されている内容がベースになります。また、最新の研究などによって裏づけられた医学的な内容がテキスト外から1～2問出題されることもあります。医学の世界では常に試験研究が行われているので、新しい知識を学ぶことも必要です。

本書の巻末に本番の検定試験と同じ形式で練習問題を掲載してあります。本書での学習が終わったあとでチャレンジしてみてください。学習到達度の確認、試験対策にお役立ていただけます。

■検定試験実施要項

| | |
|---|---|
| 受験資格 | 2級はリンパケアに興味のある方であれば、どなたでも受験できます。<br>2級に合格すると1級受験資格が得られます。 |
| 受験料 | 2級： 6,000円（税別）<br>1級：12,000円（税別）<br>※予告なく変更する場合がありますので、受験前に必ず協会に確認してください。 |
| 受験時期 | 年に2回程度実施。<br>オンライン受験（インターネット）は随時実施予定（2級のみ）。<br>日時等決定次第、日本リンパ協会HPで告知。 |
| 合格基準 | 7割以上の正解率で合格。 |
| 受験の仕方 | 申し込み方法等詳細は協会HPなどで告知 |
| 試験形式 | 2級：○×式と4択式　計50問<br>1級：○×式と4択式　計60問 |

詳細・お問い合わせは日本リンパ協会公式サイトまで。

http://lymphjapan.com/

## 3 よくある質問

**Q** リンパケアトリートメントの順番はテキスト通りにすべて覚えなければ試験に合格できませんか？

**A** いいえ。リンパケアの効果は、やり方によって○と△があっても×はありません。リンパケアトリートメントの手技はリンパの流れの方向や分水嶺など、解剖学的な根拠にのっとって行うのが基本ですが、細かい順番に神経質になる必要はありません。

---

**Q** 検定試験に合格すれば日本リンパ協会の会員になれますか？

**A** 試験に合格しなくても所定の手続きによって会員になれます。逆に試験を受けただけでは会員資格は発生しません。また、リンパスペシャリスト®準3級の講座を受講された方は、入会金なしで会員になれます。詳細は協会HPをご覧いただくか、協会にお問い合わせください。

---

**Q** リンパスペシャリスト®認定資格を持っています。リンパケア検定とはどこが違いますか？

日本リンパ協会と「リンパケア検定」

> **A** リンパスペシャリスト®資格認定講座ではリンパの基礎知識も学びますが、実技が中心です。リンパケア検定は、実技の試験はなく、ペーパー試験のみです。より詳しい知識が身につきますので、リンパスペシャリスト®認定資格をお持ちで検定試験受験を希望される人が増えています。

> **Q** リンパに興味があるのでリンパスペシャリスト®資格認定講座とリンパケア検定の両方とも受けたいのですが、どちらを先に受けたらよいでしょうか？

> **A** どちらを先に受講または受験しても不都合のないカリキュラムになっています。実技に興味があって講座を受講され、講座の全課程を修了してから検定試験を受験される人もいらっしゃいますし、検定試験合格後にリンパスペシャリスト®の技術を得るために講座を受講される人もいらっしゃいます。
> 　なお、リンパスペシャリスト®資格認定講座は3級から試験がありますが、リンパケア検定2級に合格した人はリンパスペシャリスト®資格3級試験が免除されます。リンパスペシャリスト®資格認定講座の詳細やスケジュールは協会HPよりご覧いただけます。

**Q** 検定1級に合格したらセラピストになれますか？

**A** 手技は頭でなくからだで覚えるものなので、検定合格だけでは不十分です。リアルな経験がないと、難しい世界です。本に書かれた内容の"見よう見まね"だけでできるようなものではありませんので、スクールでの受講は必須です。

---

**Q** 2級の検定試験はなんとか合格できましたが、思ったより難しい印象でした。1級もやはり難しいのでしょうか？

**A** 2級も簡単な試験ではなく、クイズのような誰でも合格できるものでは、きちんとした学習をした人にメリットがありません。合格の喜びも薄れるものです。1級ではさらに難易度を上げ、合格した人が誇れるような検定をめざしています。

■リンパケア検定とリンパスペシャリスト資格認定講座との違い

| | リンパケア検定 | リンパスペシャリスト®資格認定講座 |
|---|---|---|
| 受　　講 | 不要<br>（希望者には対策講座開講予定） | 必須 |
| グレード | ・2級<br>・1級 | ・準3級：頭、首、肩、フェイスラインのセルフリンパケア（実技のみ）<br>・3級：フェイシャル・ボディ全般のセルフリンパケア<br>・2級：他者（家族など）に施術可能な技術の習得<br>・1級：プロのセラピスト技術の習得(セラピスト資格認定講座)<br>・マスター：協会認定講師としてのスキル習得と資格取得(講師資格認定講座) |
| | ※「リンパケア検定™」と「リンパスペシャリスト®資格」は違う資格ですので、級数が同じでも内容が違います。 ||
| 内　　容 | 実技以外の知識 | 理論などの座学が多少ある。<br>内容の多くは手技の実技。<br>プロセラピストやマスター（講師はビジネスやコーチングなども含む）。 |

# 第2章

# 細胞・組織・器官

*Official Approval Textbook for Lymphatic Care*

## 基礎知識の確認Q＆A

　リンパについて詳しく学ぶ前に、Q&Aにチャレンジしてみてください。2級の復習にもなります。
　Q&Aの解答のほか、細胞や組織、器官に関する解説も参考にしてください。基礎知識の修得と検定試験に役立つ事項を記載しています。

**Q1**　［リンパケア検定2級］には、「細胞」という言葉がよく出てきます。
　　　例：毛細血管からしみ出た血しょうが細胞間の組織液となり、組織液はリンパ管に入ってリンパ液となります。［リンパケア検定2級公式テキスト・P.28］
　　　では、細胞とは、なんでしょうか？

**A**　あなたの答え

［リンパケア検定 2 級］には、「組織」という言葉がよく出てきます。
例：リンパ液を運ぶ全身のリンパ管、リンパに関係する組織や臓器（リンパ器官）を総合して「リンパ系」といいます。［リンパケア検定 2 級公式テキスト・P.26］
では、組織とは、なんでしょうか？

**A** あなたの答え

［リンパケア検定 2 級］には、「器官」という言葉もよく出てきます。
例：リンパ節は、リンパのフィルターの役割を果たすリンパ器官です。
では、器官とはなんでしょうか？

**A** あなたの答え

## Q4
リンパ管やリンパ節は、器官系でいうと循環器系です。
器官系とはなんでしょうか？
また循環器系とはなんでしょうか？

**A** あなたの答え

## Q5
器官系が集まって1個体を作ります。
循環器系以外の器官系には、何がありますか？

**A** あなたの答え

# Q&Aの解答

**Q1** [リンパケア検定2級]には、「細胞」という言葉もよく出てきます。
例：毛細血管からしみ出た血しょうが細胞間の組織液となり、組織液はリンパ管に入ってリンパ液となります。[リンパケア検定2級公式テキスト・P.28]
では、細胞とは、なんでしょうか？

**A1** ■生物体を構成する基本的な単位で、最小の機能単位が細胞。

**Q2** [リンパケア検定2級]には、「組織」という言葉がよく出てきます。
例：リンパ液を運ぶ全身のリンパ管、リンパに関係する組織や臓器（リンパ器官）を総合して「リンパ系」といいます。[リンパケア検定2級公式テキスト・P.26]
では、組織とは、なんでしょうか？

**A2** ■同じ働きをする細胞が集まってできたのが組織。

**Q3** [リンパケア検定2級]には、「器官」という言葉もよく出てきます。
例：リンパ節は、リンパのフィルターの役割を果たすリンパ器官です。
では、器官とはなんでしょうか？

**A3** ■同じ機能を持つ組織が集まって、協同して一定の機能を持つものが器官。

**Q4** リンパ管やリンパ節は、器官系でいうと循環器系です。
器官系とはなんでしょうか？
また循環器系とはなんでしょうか？

**A4** ■器官系とは、同じ機能を持ち、協同して働く器官の集まり。循環器系とは、全身の組織や細胞を巡って酸素や栄養分、老廃物などを運ぶ器官系。

**Q5** 器官系が集まって1個体を作ります。
循環器系以外の器官系には、何がありますか？

**A5** ■骨格系、筋系、消化器系、呼吸器系、泌尿器系、生殖器系、内分泌系、神経系、感覚器系。

## 1 細胞と組織

### 1 細胞が集まって組織になる

　人間のからだには、約60兆個もの細胞があり、その種類は約200〜300種類と言われています。細胞は生物体を構成する最小単位で、分裂によって増えていきます。
　細胞にはそれぞれ役割があり、それに応じて形も大きさも異なります。細胞は単独で機能することはなく、同じ働きをする細胞が組織という集合体を構成しています。

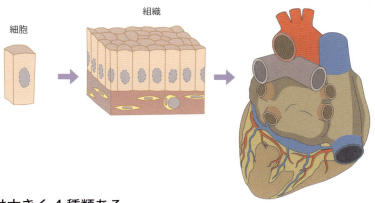

### 2 組織は大きく4種類ある

　さらに組織は、細胞と細胞間質（細胞同士の間を埋める物質）からなっており、大きく4つに分かれます。
　からだの表面や器官の内外を覆い、内部を保護している上皮組織、各組織や器官の間をつなぎ合わせる支持組織（結合組織）、からだや内臓の自動運動を営む筋組織、中枢神経と、全身に張り巡らされた末梢神経を構成している神経組織です。

## 2 おもな器官系とその役割

● **いくつかの同じ機能を持つ組織が集まり、器官を形成**

　胃や腸、膵臓や肝臓などは器官で、それぞれが独立した構造を持ち、独自の働きをしています。この器官が集まって同じ機能を持つようになったものが器官系です。

　器官系は一般に、骨格系、筋系、循環器系、消化器系、呼吸器系、泌尿器系、生殖器系、内分泌系、神経系、感覚器系に10分類されます。

　このうち、循環器系に属する「リンパ系」と、感覚器系に属する「外皮系（皮膚）」を独立させて、器官系を12に分類する場合もあります。

### 1 骨格系

● **約200個の骨でからだを支える**

　骨格系は、骨、骨を包む骨膜、関節で骨を固定する靭帯で構成されています。からだの支柱になると同時に、器官を保護し、筋肉とともにからだを動かします。

　骨格は頭蓋骨、脊柱、胸郭、上肢、下肢の5つに大別されます。個人差はありますが、およそ200個の骨からできています。

　頭蓋骨は15種類23個の骨が、縫合という複雑な形式でつながっており、脳や眼球を保護しています。脊柱は頸椎が7個、胸椎が12個、腰椎が5個、仙椎が5個、尾骨が3〜5個の合計32〜34個からなっています。胸郭は12対の肋骨と胸骨1個の合計25個、上肢は64個、下肢は62個の骨からなっています。

- **からだの動きを可能にする関節と補強装置の靭帯**

　関節は、骨と骨をさまざまな形でつなぎ合わせ、手足やからだのさまざまな動きを可能にしています。

　関節は、関節包に包まれており、その中の関節腔は滑液で満たされています。滑液は関節をスムーズに動かすための潤滑油の役割を果たしています。また、骨が外れないよう、線維性の結合組織である靭帯が補強しています。骨にはリンパ管はありませんが、骨膜には神経、血管、リンパ管が存在します。

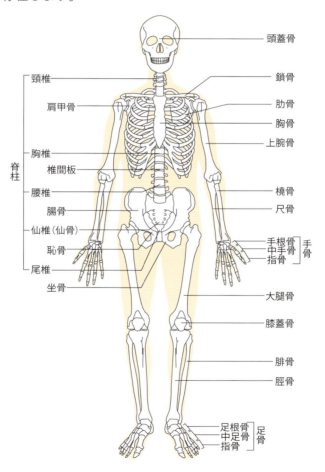

## 2 筋系

- **意思で動かせる筋肉と動かせない筋肉がある**

　筋系は、からだを動かすための器官です。人体にはおよそ600以上もの筋肉があり、筋肉に占める割合には個人差があって異なります。

　筋系は、骨格や顔面に付着して、その収縮によって骨を動かす骨格筋、心臓壁を構成する心筋、内臓や血管や皮膚に分布する平滑筋があります。

　骨格筋は運動神経の支配を受けている、からだを動かすための筋肉であり、人間の意思によって動かせるため「随意筋」と言います。心筋や平滑筋は自律神経の支配を受けており、意思に関係なく動いているため「不随意筋」と言います。

- **筋肉の収縮は2種類の線維が互いに引き合うことで起こる**

　骨格筋は筋線維というたくさんの細胞からなっています。筋線維の中では、筋原線維という微細な線維が束状になって並んでいて、1本の筋線維は3、4本の毛細血管に囲まれています。

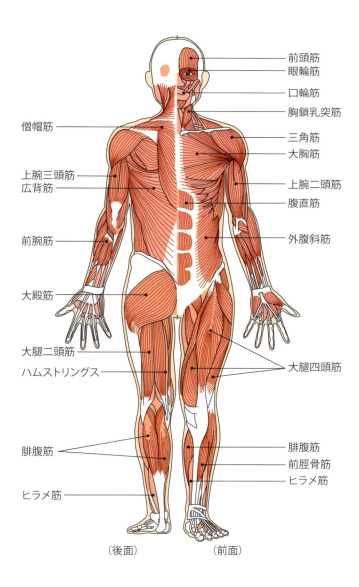

### 3 循環器系

● **循環器系は血管系とリンパ系で構成される**

　循環器系は、血液などによって栄養物や酸素、老廃物などを運搬するためのシステムで、からだの各部を循環しています。血管系とリンパ系の2系統があります。血管系はさらに動脈系と静脈系に分かれます。心臓や血管、リンパ管、リンパ節、脾臓などの器官があります。

● **血液循環を担う体循環と肺循環**

　血液循環を担っているのが血管系で、心臓、動脈、静脈、毛細血管からなります。血液循環は心臓を中核とし、体循環と肺循環の2つが同時に機能することで成り立っています。

　体循環は、酸素や栄養素をたくさん含んだ血液を全身に運ぶルートです。左心室 → 大動脈 → 中動脈 → 小動脈 → 細動脈 → 微細動脈 → 毛

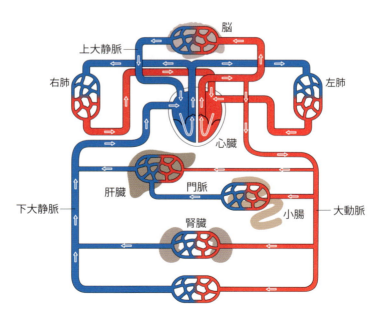

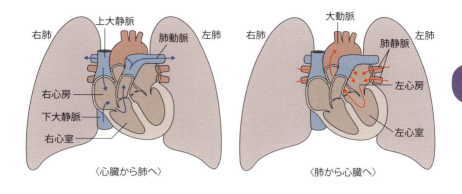

〈心臓から肺へ〉　　　　〈肺から心臓へ〉

細血管と枝分かれしながら全身に酸素や栄養素を運び、二酸化炭素や老廃物を受け取って、静脈 → 大静脈 → 右心房に戻ります。

　肺循環は、全身から戻った血液に新鮮な酸素を取り込むルートです。右心房 → 右心室と送られた血液が肺動脈に出て左右の肺に入ります。ここで二酸化炭素を排出して酸素を取り込み、左右の肺静脈 → 左心房へ戻ります。

● **血液循環を補うリンパ系**

　血液循環を担う血管系に対し、リンパ系は脂肪など血液では運べない物質を運ぶ働きをしています。動脈・静脈に並ぶ「第3の管」と言われることもあります。リンパ系は、全身に張り巡らされたリンパ管と、それらが合流するところにあるリンパ節から構成されています。

　リンパ管は全身の組織にある毛細リンパ管からスタートして徐々に合流しながら太くなっていきます。リンパ節では流れてくるリンパ液の中の細菌などの有害なものをブロックする働きをしています。

## 4 消化器系

### ● 消化器系は栄養吸収

　口から肛門まで続く器官系です。消化器系は口から咽頭、食道、胃、小腸、大腸、肛門までの全長およそ9ｍとも言われる消化管と、それに付属する歯や舌、唾液腺、肝臓、胆のう、膵臓で構成されています。

　体外から栄養分を摂取し、消化や血液への吸収、代謝などを行い、消化しにくい残り物を体外に排泄する働きをします。消化器系の中の肝臓や腸管は、リンパ器官として免疫機能を担っています。

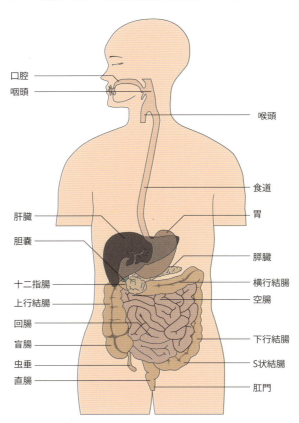

## 5 呼吸器系

### ● 呼吸器系は換気（ガス交換）を担う

鼻と口、気道から肺へと続く器官系です。人間の活動に必要な酸素を空気中から血液に送り込んで燃焼させ、それによって体内で発生した老廃物である二酸化炭素を体外へ排出する働きをしています。

気道の中でいちばん太い気管は、より細いふたつの気管支に枝分かれして左右の肺につながっています。左右の肺は、胸郭の中に収まっています。

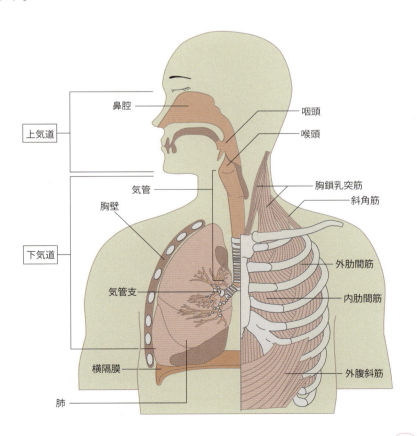

## 6 泌尿器系

### ● 血液から老廃物を取り出して尿を生成

　泌尿器系は、からだの新陳代謝でできた老廃物を尿として体外に排泄する器官の集まりです。腎臓で血液を濾過して尿をつくります。尿の濃度を調節している髄質という物質のところにはリンパ管がありません。これは、髄質がリンパ管に流れ出ないようになっていると考えられます。

　泌尿器系は、握りこぶしほどの大きさの2つの腎臓、長さ約30 cm、太さ約4～9 mmほどの尿管、約500 mLの尿を貯めることができる膀胱などからなっています。

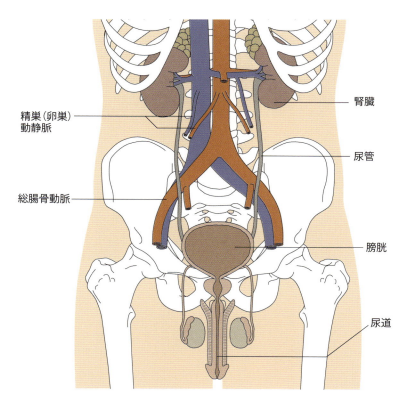

## 7 生殖器系

### ● 子孫の増殖をはかる器官
　生殖器系は、精子や卵子を作り、子孫の増殖をはかるための器官です。表在にも深部にもリンパ管がたくさん存在しています。

## 8 内分泌系

### ● 中枢は視床下部と下垂体
　内分泌系の中枢は、視床下部と下垂体です。ホルモンをつくり、血液で全身に送ってからだの発育や恒常性を維持する働きをします。
　ホルモンを分泌する内分泌腺はからだ中にあり、それがリンパ液や血液中に取り込まれて全身に流れていきます。
　おもな内分泌腺には甲状腺、副甲状腺、膵臓、副腎、男性の精巣、女性の卵巣などがあります。

## 9 神経系

### ● 中枢神経系と末梢神経系
　神経系は、中枢神経系（脳と脊髄）と末梢神経系からなる組織です。中枢神経とは脳と脊髄のことで、リンパ管をもたない数少ない器官のひとつです。
　中枢神経から全身にのびている神経線維を末梢神経と呼びます。
　末梢神経は、伝える情報の種類によって、体性神経と自律神経に分けられます。
　自律神経には交感神経と副交感神経があり、意思に関係なく内臓などの働きを調整しています。

● **脳と脊髄で全身をコントロール**

　脳はからだ中のあらゆる情報を受け取って処理し、全身をコントロールするもっとも重要な器官です。

　脊髄は柱管にあり、末梢と脳との間でやり取りされる情報の中継や、自律神経系への指令などを行います。

　リンパ管には、管を収縮させたり拡張させる神経や、管壁を養うための神経が入り込んでいます。この神経による管壁の平滑筋の収縮運動で、リンパの流れを調節していると考えられています。

　脳脊髄液は、脳と脊髄にとどまらずに、循環した後はリンパ管に出ていくことが最近の研究で示唆されていて、それには神経系が関与していると推測されています。

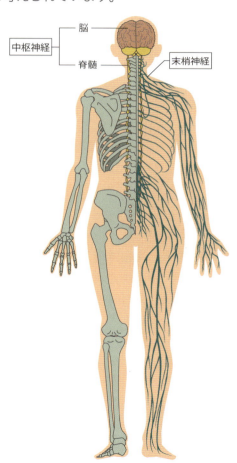

## 10 感覚器系

• **からだの内外の刺激を脳に伝える感覚器系**

　目、耳、鼻、舌、皮膚など、からだの内外から加わるさまざまな化学的・物理的な刺激を受け取り、感覚として脳に伝える器官です。刺激は各器官にある受容器細胞で受容され、知覚神経によって中枢神経系に伝えられます。

　たとえば、においのもとは鼻から入り、粘液で分解されます。嗅上皮でとらえられ、においの種類に応じて異なる感覚細胞電気信号を発し、嗅球から大脳の嗅覚野に伝わり、においを認識します。

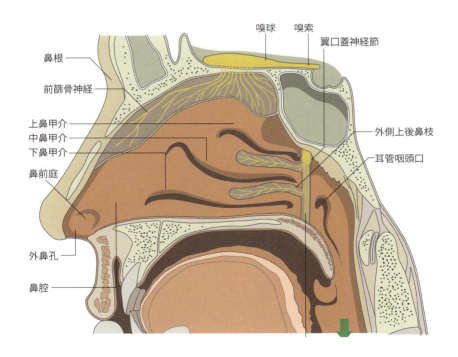

視覚は目、聴覚と平衡感覚は耳、嗅覚は鼻、味覚は舌、触覚・圧覚・痛覚・温覚・冷覚は皮膚で感知し、これらからもたらされる情報に基づいて、脳は循環器系や内分泌系などに指令を送ります。

　聴覚の場合は次のような経路で感知されることになります。空気の振動として耳介 → 外耳道 → 鼓膜に伝わった音は、その大小や高低に応じて鼓膜が振動、それが蝸牛に伝わり、リンパ液の振動でコルチ器に伝わります。そこでその振動を電気信号にかえて聴神経 → 大脳 → 聴覚野で音として認識されます。

　内耳には、内リンパ液と外リンパ液というものが存在しますが、通常のリンパ液とは異なります。

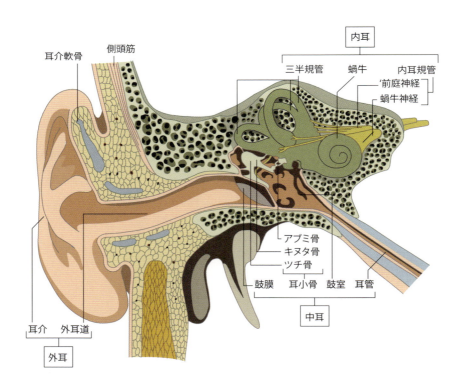

# 第3章

# からだの構造と仕組みを知る

*Official Approval Textbook for Lymphatic Care*

第2章で生体の基本的な構成単位である「細胞・組織・器官」の関係を解説しました。また、基本の器官系として10の器官系の働きなどを紹介しました。第3章では、このうち、リンパケアと密接に関係する「骨格系」「筋系」「皮膚系」の構造について解説します。

## 1 骨格

### ● 骨の働き

　人間の骨格は、脳や内臓を守り、からだを支えてさまざまな動きを可能にする支持組織のひとつです。骨格は、大別すると頭蓋骨、脊柱、胸郭、上肢骨、下肢骨があり、大小さまざまな形の骨格が複雑に組み合わさって全身を支えており、その数は約200個、全体重の18〜20％ほどもあると言われます（P.31図参照）。

　骨の役割には、からだを支えるほか、運動、保護、造血、貯蔵等の役割があります。

- 運動作用　● 保護作用　● 造血作用　● 貯蔵作用

### ● 骨の構造

　意外に軽く、それでいて折れにくい構造になっている骨は、外側の「緻密質」と内側の「海綿質」からなる骨質でできています。

　骨にはリンパ管は存在しませんが、骨の表面を覆う薄い膜である骨膜には神経、血管、リンパ管があります。

### ● 関節の構造と働き

　2個以上の骨が連結している部分は、動かせる「可動連結」と、動かせない「不可動連結」があります。可動連結の部分を「関節」と言い、回転・屈曲・伸展など、からだを動かすための可動性を骨に与えています。関節は骨格筋とともに、からだに自由な動きを与えるための大切な

器官であると言えます。

関節にはリンパ管が深部に存在し、そのほとんどが内側にあり、外側にはリンパ管は多く見られません。

## 1 頭部の骨格

脳や感覚器官が集まっている頭部は、頭蓋骨で保護されています。

頭蓋骨は6種8個の骨からなる「脳頭蓋」と、9種15個からなる「顔面頭蓋」の、計15種23個の骨で構成されています。

これらの骨は結合組織などによって強固に連結されています。その連結部分を「縫合」と言います。この縫合が、外部からの衝撃をやわらげ、頭部を守っています。

一般的に、頭蓋骨は男性はまゆ部分がやや盛り上がっており、額の部分は後方にカーブしています。女性は頭蓋骨が全体的に小さく、多くは頭頂部分が平らになっています。

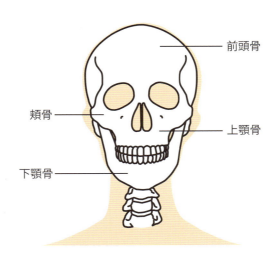

## 2 脊柱（背骨）

脊柱は、からだを支える軸となる骨であり、神経を守る大切な骨です。
　頭蓋骨をのせてからだを支えている脊柱は、32〜34個の「椎骨」と呼ばれるパーツが連なった、ゆるやかなS字状のカーブを描く骨です。

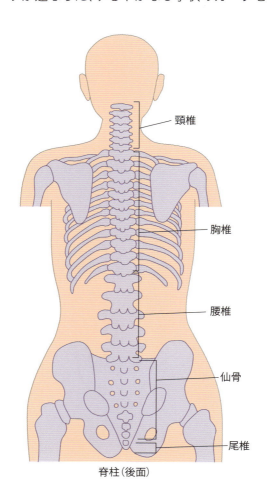

脊柱（後面）

脊柱は、頸部に7個の頸椎、胸部に12個の胸椎、腰部に5個の腰椎、骨盤の後壁に仙骨、最下部には3〜5個の尾椎があります。
　脊柱管には脊髄が通っています。脊髄にはリンパ管はありません。

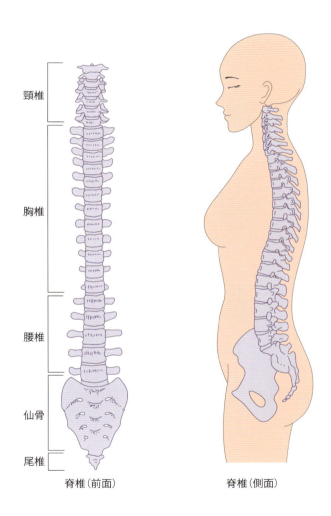

頸椎
胸椎
腰椎
仙骨
尾椎

脊椎（前面）　　　　脊椎（側面）

①骨格

## 3 上肢の骨格

手と腕を「上肢」と言います。
　上肢の骨は、肩甲骨と鎖骨（＝上肢帯）でつながれ、物を持ったり投げたりという、日常生活でとても重要な役割を果たしています。

● **上肢の骨格の仕組み**
　肩関節から指先までの骨を「上肢骨」と呼び、約30個の骨が複雑に組み合わさって構成されています。末端に行くほど小さくなり、そして複雑に連結されており、さまざまな細かい動作を可能にしています。
　腕の骨には上腕骨、橈骨、尺骨があります。上腕骨は肘から上（上腕）にあり、肩関節を介して肩甲骨に連結しています。肘から下（前腕）、手首までにあるのが橈骨と尺骨で、外側に橈骨、内側に尺骨があります。2本の骨で構成されているため、腕をひねる動作が可能になります。
　手首には8個の骨で構成された手根骨があります。

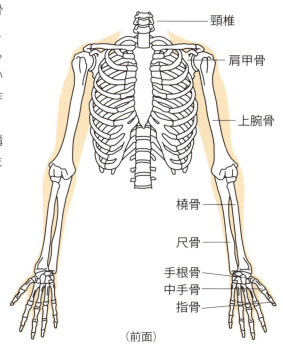

（前面）

## 4 胸部の骨格

胸部には心臓や肺など、生命活動のなかで重要な器官が存在しています。胸部の骨格はそれらを守る籠のような役割を果たしています。

胸部にある籠状の骨格を「胸郭」と呼びます。心臓や肺を囲んで保護している骨格です。

胸郭は12個の胸椎、左右12対（計24本）の肋骨、1個の胸骨で構成されています。

肋骨（あばら骨）は、胸椎から半円を描くような形状で延びており、心臓を取り囲むようについています。胸郭には柔軟性が備わっており、呼吸運動を可能にしています。

● **呼吸について**

呼吸には、横隔膜の働きによる「腹式呼吸」と、肋骨の働きによる「胸式呼吸」があります。

リンパの流れは呼吸に影響されるので、意識して腹式呼吸をすることは、リンパケアでは大切なことのひとつです。

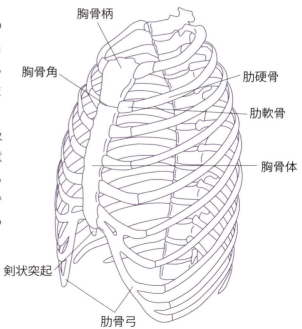

## 5 骨盤

　骨盤は下腹部にあるすり鉢状の骨格で、泌尿器や生殖器を保護する役割があります。

　骨盤は左右1対の寛骨（腸骨、坐骨、恥骨の総称）と後方にある仙骨、尾骨で構成されています。

　仙骨は腰椎の下にあり、5個の仙椎が融合したものです。仙骨と尾骨は脊柱の一部でもあります。

　骨盤は、上半身を支え、下腹部の内臓を保護しています。また骨盤腔と呼ばれる、小骨盤に囲まれた空間には、子宮、卵巣、膀胱、直腸などがあります。

　骨盤は、男女でその形状が大きく異なります。男性は骨盤腔がハート形で女性よりも狭くなっています。

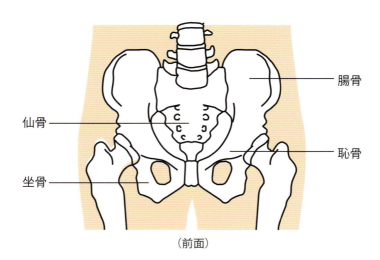

（前面）

## 6 下肢の骨格

足のことを「下肢」と言います。下肢の骨はからだを支えて直立歩行を可能にし、足裏の接地による衝撃をやわらげる働きをしています。

股関節から下の足指までの骨を「下肢骨」と呼びます。太くて丈夫な骨でできており、上半身を支えて安定した動きを可能にしています。

人体でもっとも長くて太いと言われる大腿骨は、上は股関節、下は膝関節で脛骨につながっています。脛骨は膝から下、足首までの骨で、腓骨が側面から支えています。膝関節は大腿骨と膝蓋骨、脛骨で形成されています。

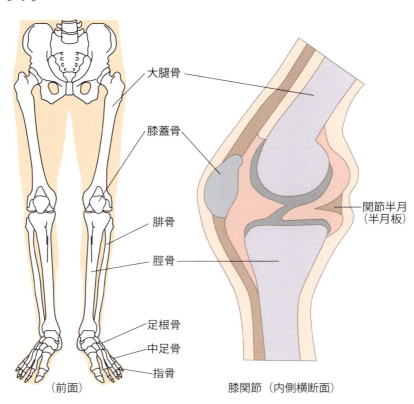

(前面)　　膝関節（内側横断面）

## 2 筋肉の仕組み

　筋肉を構成する筋組織は、組織学的には横紋筋と平滑筋に分けられます。機能的には随意筋と不随意筋に、解剖学的には骨格筋、心筋、平滑筋に分けられます。このうち、全身の運動に深く関わっているのが骨格や筋膜、皮膚に付着している骨格筋です。

### ● 筋肉の分類

| 組織学的分類 | 横紋筋　平滑筋 |
|---|---|
| 解剖学的分類 | 骨格筋　心筋　平滑筋 |
| 機能的分類 | 随意筋　不随意筋 |

### ● 骨格筋の仕組み

　骨格筋は、体重の約 40 〜 50% を占めており、その働きに応じて大きさや形の異なる、およそ 600 以上の筋肉があると言われています。

　骨格筋はひとつ以上の関節をつないで、腱や靭帯などと連動して関節を動かし、人間の自由な運動を可能にしています。

　筋肉は「筋線維」という細長い収縮能力が発達した細胞の集まりで、この筋線維は、さらに細い筋原線維がたくさん集まってできたものです。

　筋原線維のフィラメントはパイ生地のように相互に重なり合っていて、スライドすることで、筋肉が収縮したり伸展したりするのを可能にします。

　一般的に骨格筋は、ひとつの関節に複数付着しています。曲げたり伸ばしたりするとき、角度が小さくなる側にある筋肉（屈筋）は縮み、その反対側の筋肉（伸筋）は伸びます。

## 1 頭部・顔面部・頸部の筋肉

　頭部の筋肉は大別すると、「表情筋」と「咀嚼筋」があります。
　顔面に広く分布している表情筋は、顔面神経に支配されていて、表情をつくるときに働きます。
　頭部と顔面部には30対以上の筋肉がありますが、リンパケアにおいて重要な筋肉とその働きは以下の通りです。
　ひたいには「前頭筋」があり、後頭骨にある後頭筋と連続しています。また、側頭筋をほぐすと、偏頭痛やほうれい線が深くなるのを予防する効果が期待できます。
　まぶたのまわりを輪状に囲む「眼輪筋」は、目を開いたり閉じたりするときに働きます。
　「鼻根筋」は鼻根にしわをつくり、鼻翼のわきにある「鼻筋」は鼻孔の開閉のときに働きます。
　口の周りには「口輪筋」があり、口の開閉のときに働きます。
　「咬筋」は噛み合わせや歯を食いしばるときに働きます。ここをほぐすことで、口角が上がります。
　顎の先にある「オトガイ筋」は梅干しの種のようなしわをつくり、顎を押し上げる筋肉で、この筋肉が衰えると顎がたるみがちになります。
　「胸鎖乳突筋」は耳の下から鎖骨と胸骨に向けて走る大きな筋肉で硬くなりがちなので、リンパケアではこの部分の筋肉をゆるめることが重要になります。

- おもな顔面の筋肉（前面）

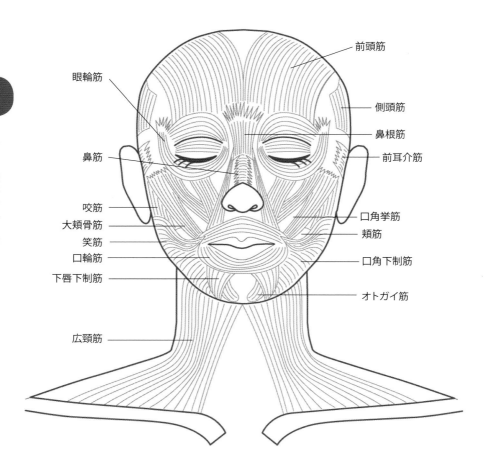

- おもな顔面の筋肉（側面）

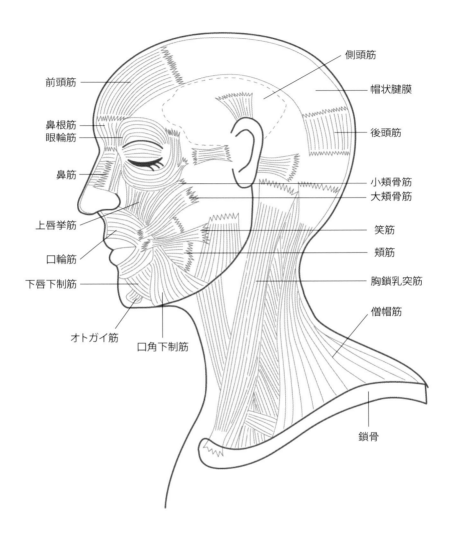

## 2 肩・背中の筋肉

### ● 肩の筋肉

　肩の筋肉は腕や肩の動きを可能にし、可動域の大きい肩関節の動きにも関係しています。
　肩を包むように位置する「三角筋」は前部、中部、後部に分けられます。
　肩関節は、肩甲骨が動くことで可動域を大きくしています。
　「僧帽筋」は頸部から両肩、背中にかけて分布している大きな筋肉です。肩甲骨が動くときに、肩甲骨をけん引します。
　「前鋸筋」は肩甲骨を胸郭に固定するときに働きます。「肩甲挙筋」は肩甲骨を上げるときに働きます。
　背部の筋肉は姿勢の保持や安定、呼吸を司る筋肉が多くあり、私たちが日常行動を行う際には、常に活動している筋肉です。また、ストレスがあったり姿勢が悪いと硬くなりやすい部位でもあります。

### ● 背中の筋肉

　背部の筋肉は、上肢の運動や呼吸運動、脊柱の運動に作用しています。人間が立った姿勢を保つために常に働いている筋肉です。
　背中にある大きな「広背筋」は腕を背中に回す運動に、「大胸筋」は抱きしめる運動に作用しています。
　背筋は、大きく「浅背筋」と「深背筋」に分けられ、深背筋はさらに第1層と第2層に分かれています。

　肩や背中の筋肉にコリを実感する人は多く、筋肉が硬いとリンパの流れは悪くなるので、意識して筋肉を動かすことが大切です。

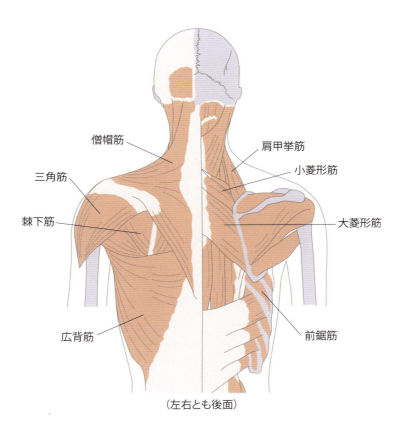
(左右とも後面)

## 3 上肢の筋肉

　さまざまな動きをする上肢には、肩や手を含めると30種類以上の筋肉が存在しています。

　「上腕二頭筋」と「上腕筋」は、肘関節の屈曲、「上腕三頭筋」は肘関節の伸展の動きに関わる筋肉です。

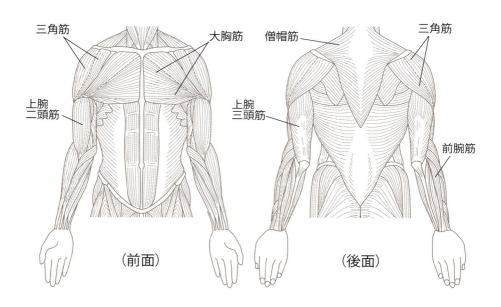

## 4 胸部・腹部の筋肉

### ● 胸部の筋肉

胸部の筋肉は胸郭を動かし、呼吸運動に関係しています。

胸部の筋肉は「浅胸筋」「深胸筋」「横隔膜」に分かれています。

おもな筋肉に、大胸筋、小胸筋、鎖骨下筋、前鋸筋などがあります。

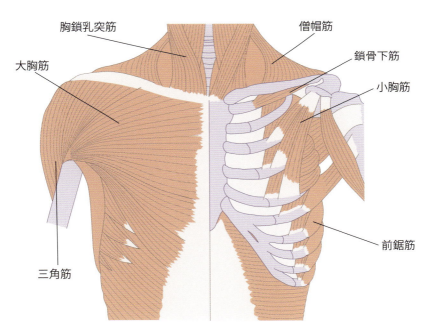

（左右とも前面）

● **腹部の筋肉**

　腹部の筋肉は、からだを前かがみにしたり、回転させたり、腹圧を高めたりするときに働きます。

　腹部の筋肉も呼吸運動に関係しているほか、腹圧を調整して排便にも関係しています。また、胸部・腹部の筋肉はどちらも体壁として体腔を守る役割も果たしています。

　腹直筋、外腹斜筋、内腹斜筋、腹横筋があります。

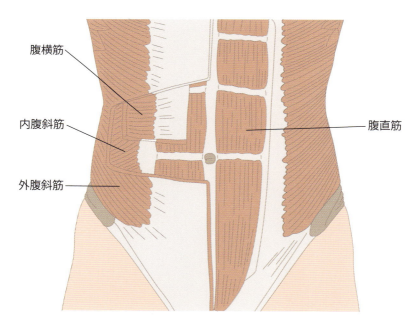

（左右とも前面）

## 5 下肢の筋肉

　下肢の筋肉には「下肢帯」と「大腿」と「下腿」があり、基本的に前面が伸筋、後面が屈筋、内側が内転筋になっています。

　下肢の伸筋と屈筋は膝関節を屈伸させ、内転筋は股関節を内転させる働きをしています。

　おもな筋肉は、前面には大腿四頭筋、縫工筋、前脛骨筋など、後面には下腿三頭筋（腓腹筋、ヒラメ筋）、ハムストリングスなどがあります。太もも後面の内側に大きく分布している筋肉類（大腿二頭筋、半膜様筋、半腱様筋）を指します。

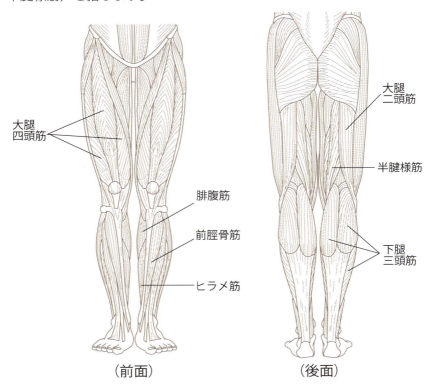

（前面）　　　（後面）

## 3 皮膚の構造

### 1 皮膚

　皮膚は、からだの表面をおおっている膜状の組織です。面積は成人で約 1.6 ㎡あり、人体でもっとも大きな器官です。

　皮膚は、「表皮」「真皮」「皮下組織」の 3 層からなっています。皮膚のおもな役割のひとつに、痛覚、触覚、圧覚、温度覚（冷覚・温覚）などの外からの情報（刺激）をキャッチする感覚器としての機能があります。これらの情報を受け取る受容体を、それぞれ「痛点」「触点」「圧点」「冷点」「温点」と呼びます。

　皮膚はこのほか、全身の保護や体温調節、汗や皮脂の分泌、排泄、呼吸、栄養貯蔵、免疫など、さまざまな役割を担っています。

● 表皮

　表皮は上から、角質層、淡明層、顆粒層、有棘層、基底層の順に分かれています。手のひらや足の裏など、刺激を受けやすい部分は厚めに、まぶたなどよく動く部分は薄めにできています。

　表皮は上皮組織からなっています。表皮細胞は基底層でつくられ、「ケラチン」という物質を形成しながら表層に移動していきます。ケラチンの増加にともなって細胞は次第に硬くなっていきます。

　約 2 週間かけて角質層まで移動した表皮細胞は角質になり、さらに 2 週間ほどで乾燥して鱗片（ふけ・あか）となり、やがて剥がれていきます。なお、表皮にはリンパ管はありません。

- **真皮**

　真皮の厚さは表皮の数倍です。血管が多く通っており、血管のない表皮への栄養補給や体温の調節などを行っています。

　毛細リンパ管は真皮から始まっていて、かなり緻密に走っています。

- **皮下組織**

　皮下組織はもっとも内側にある組織で、表皮と真皮を支えています。大部分は脂肪組織で、血管や神経、リンパ管が通っています。皮下組織にある血管が枝分かれして毛細血管になり、そこからしみ出た血しょう成分が周りの細胞や表皮に栄養を与え、そのかわりに細胞からは老廃物などを受け取って血管に運び、取り切れなかったものはリンパ管が回収します。

　皮下組織は脂肪の貯蔵場所として機能するだけでなく、断熱・保温の役割も果たしています。

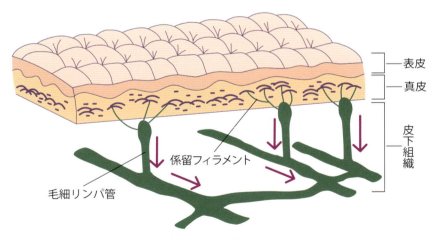

皮膚とリンパ管網
（矢印はリンパ液が流れる方向）

# 第 4 章

## リンパの構造と仕組みを知る

*Official Approval Textbook for Lymphatic Care*

リンパの基礎知識については、リンパケア２級公式テキストで概説しています。本書では、２級テキストの復習もかねて、より詳細なリンパ器官の構造や仕組みについて解説します。

##  リンパの基本構造

### 1 リンパ系とは

　リンパ系は、体液循環システムのひとつです。体液には、「血液」「リンパ液」「組織液」などがあります。循環器系は血管系とリンパ系に分けられており、酸素や二酸化炭素や栄養素などは、血液にのせられて動脈や静脈を通って運ばれますが、消化管から吸収された脂肪のように、肝臓を経由しないで、胸管から左鎖骨下静脈の静脈角に入るものもあります。そのような物質の運搬を担っているのがリンパ系です。

　体液のうち、血液は心臓を起点に動脈を通って全身の組織や細胞に酸素と栄養を運びます。そこで産生された老廃物は、静脈を通って心臓にもどります。このとき、静脈だけでは運びきれない老廃物の運搬もリンパ系が担っています。

　リンパ系は、「リンパ管」「リンパ節」「リンパ器官」からなります。リンパ管は、動脈・静脈に並ぶ「第３の管」と言われることもあります。

### 2 リンパ液

　リンパ管の中を流れる液体がリンパ液です。リンパ液は、血管から周囲の組織にしみ出た組織液を吸収したもので、リンパ球などの細胞成分とそれ以外の大部分は液体成分が含まれています。

　リンパ液からリンパ球を除いた液体の成分は、血しょうに似た成分のリンパしょう、細胞からの老廃物、細菌、疲労物質、がん細胞などです。

リンパ液には血清（血液が固まって分離したときの透明な液体）と同じく、アルブミンやグロブリンなどのたんぱく質が含まれています。そのため、血液ほどではありませんが、粘性があり多少ですが凝固します。

アルブミンは栄養素を細胞に運び、細胞からは老廃物を吸収する役割を担います。

リンパ液は、赤血球がほとんど含まれていないために、少し黄みがかったほぼ透明の液体です。腸管から吸収した脂肪を含むため、腸管の近くを流れるリンパ液は白く濁っていて「乳び」と呼ばれます。

リンパ液は、リンパ管の中を、圧の高い方から低い方へと移動する特徴があります。皮膚に弾力がある人はリンパ液が流れやすく、ハリがない人はリンパ液が流れにくい傾向にあります。その性質を利用して、医療用のストッキングがリンパ浮腫（むくみなど）の人に用いられています。

リンパ液の量は血流や体温の上昇、骨格筋の運動時に増加します。通常は予備機能があるので過剰状態でも問題はありませんが、輸送能力の限界を超えた場合、浮腫ができます。

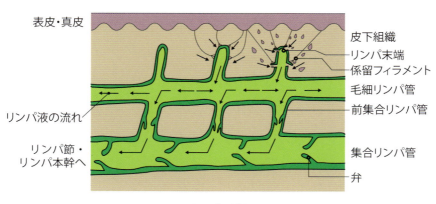

リンパの流れ

## 3 リンパ管の構造

　リンパ管の構造は、静脈と同じです。「外膜」「中膜」「内膜」の3層構造になっていて、毛細リンパ管以外は、リンパ液が逆流しないよう弁がついています。弁と弁の間を「リンパ管分節」と言います。

　またリンパ管には、皮膚や皮下の浅いところを走る「表在リンパ管」と、深いところを走る「深部リンパ管」があります。表在リンパ管の多くは、皮下組織の静脈と並走しています。深部リンパ管の多くは深静脈と並走しています。

　リンパ管の弁は、筋肉によって開閉し、その圧力で押し上げるポンプ機能を備えています。毛細血管よりも浸透性が高く、毛細血管が通さない粒子や細菌なども通す性質があります。

　リンパ管は顕微鏡でしか見えないほど細い管で、静脈と動脈とリンパ管は管壁の厚さの差で区別されています。また管壁が薄いため、常に自在に形を変えられるので、不規則な形になっています。

　リンパ管の始まりで、もっとも細いものを「毛細リンパ管」と言い、多くは起始部にあるので「起始リンパ管」とも呼ばれています。

　表皮にはリンパ管はなく、表皮直下およそ2mmのところから毛細リンパ管が密に張り巡らされているので、皮膚の上からのリンパケアによってリンパ液を移動させることが可能です。

　毛細リンパ管は全身の組織の内部に網の目のようになっていて、多く

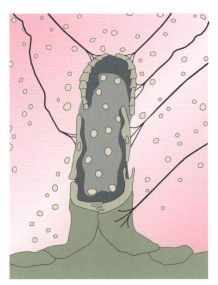

毛細リンパ管

の箇所で内皮細胞が屋根瓦のように重なり合っています。

　手袋の指の部分に似た「盲管」から始まっていて、管壁は極めて狭く、一層の内皮細胞からなります。内皮細胞の周囲には、多くの「係留フィラメント」が存在します。（リンパケア検定2級公式テキスト・P.42、43参照）

　それらの毛細リンパ管が合流し、何本も集まって「前集合リンパ管」となり、さらに合流して「集合リンパ管」となります。集合リンパ管の外膜には自律神経が分布しています。また集合リンパ管は表在や筋膜上の静脈と走行しているものと、深部にあるもの、臓器にあるものがあります。そして集合リンパ管を経て「リンパ本幹」に行きますが、徐々に直径が太く、管壁も厚くなっていきます。

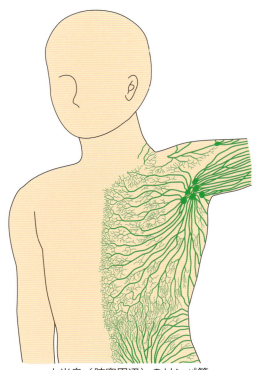

上半身（腋窩周辺）のリンパ管

筋肉の上を走っているリンパ管を「表在リンパ管」と呼び、表在リンパ管は表在リンパ節に集まり、さらにリンパ節を経て筋肉より深い場所に進み、「深部リンパ管」となります。リンパ本幹は深部リンパ管です。

　表在リンパ管が腹腔内などの深部リンパ管に入る経路は限られていて、重要な部分は、頸部、腋窩部、鼠径部です。

　リンパ管は血管にからみついていて、リンパ管のところどころに大小のリンパ節があります。

　リンパの流れの基本は、 毛細リンパ管 → 前集合リンパ管 → 集合リンパ管 → リンパ本幹 → 静　脈 ですが、大きく２系統に分かれます。右上半身のリンパは右リンパ本幹に集合し、それ以外のリンパは胸管に集合します。

## 4 おもなリンパ管

### ● 右リンパ本幹

　右上半身、右上肢、頭頸部の右側、右側の胸壁のリンパ液が集まる太いリンパ管です。ここに集まったリンパ液は、右静脈角に流れ込みます。

### ● 胸管

　リンパ管は血管とは異なり、からだの末梢から中心部に向かって徐々に太くなっていき、私たちのからだを巡っていますが、その流れは左右対称ではありません。その中でも最大のリンパ管が胸管と呼ばれる部分です。

　この胸管には、両下肢、腹部、左上肢、頭頸部の左側、左側の胸壁など、右上半身に流れるリンパ液以外の全てのリンパ液が流れ込みます。その量は全身に流れるリンパ液の約８割と言われており、ここから左静脈角に入ります。

### ● 乳び槽

　腹部には乳び槽というリンパ液を溜める器官があります。横隔膜の下で合流して太めのリンパ管になっている袋状の器官です。

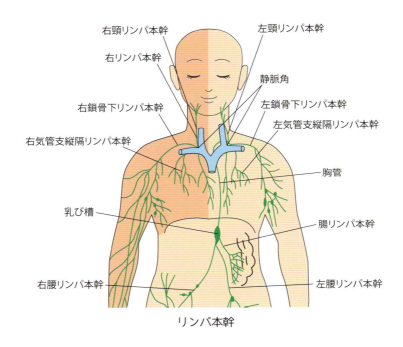

リンパ本幹

両下肢と下半身のリンパ液と、食事から摂取した脂肪を含んだ腸からのリンパ液が流れ込んでいて、胸管につながっています。

● **腸リンパ本幹**
腹部の内臓からのリンパ管が集まっています。

● **腰リンパ本幹**
下肢、腹腔、骨盤部分の内臓の一部のリンパ管と、下半身の表在リンパ管が集まっています。

● **鎖骨下リンパ本幹**
上肢や胸部の表在リンパ管が集まる本幹です。右側の鎖骨下リンパ本幹は右リンパ本幹に、左側の鎖骨下リンパ本幹は胸管に注いでいます。

## 5 リンパ液の基本的な流れ

リンパ液の流れは左右非対称です。その区分としては、まずからだを正中線（からだの中央を頭部から縦に真っすぐ走るライン）で左右に分け、おへその位置でからだを上下に分けます。

### • 右手・右上半身
右鎖骨下リンパ本幹と右頸リンパ本幹、右気管支縦隔リンパ本幹に集約されます。
この3本のリンパ本幹は右リンパ本幹に合流して、右静脈角を通り、右鎖骨下静脈に入り込みます。

### • 左頭頸部・左上半身・下半身
左上半身と左頭頸部のリンパ液は左頸リンパ本幹、左鎖骨下リンパ本幹、左気管支縦隔リンパ本幹を経由して胸管に合流します。両下肢と下腹部からのリンパ液は、左右の腰リンパ本幹に集まり、腹部にある乳び槽に流れます。
この乳び槽には、腸リンパ本幹も合流しており、食事などで摂取した脂肪を含んだリンパ液も流れてきます。
両下肢と腸など下半身のリンパ液は、全身のリンパ液の8割を占めると言われており、それらはすべて乳び槽に溜められ、胸管から左鎖骨下を通り、静脈に入って血液に至ります。

## 6 リンパ節

　リンパ管が合流して太くなっている中継点のようなものをリンパ節といいます。おもに、頭頸部、腋窩部、鼠径部、膝窩部を中心に分布し、全身に600〜800個あると言われています。多くは直径1〜30mmの豆のような形なので、ほとんどのリンパ節は、肉眼では脂肪の塊なのかリンパ節なのか見分けが難しいものです。

　肝リンパ節、子宮リンパ節、腸骨間リンパ節などのように書ききれないくらいたくさんのリンパ節があり、そのほとんどのものに名称がついています。あまり知られていませんが、内臓や生殖器などにもぎっしりと存在して、私たちのからだを守っています。

　リンパ節には、リンパ球などの免疫細胞が多数存在し、リンパのフィルターのような役割を果たしています。リンパ管を通って運ばれてきた

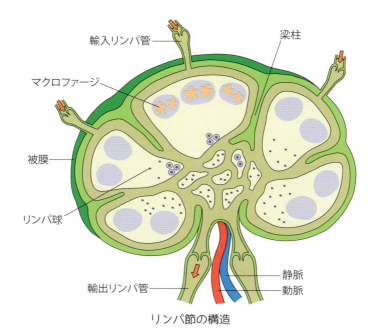

リンパ節の構造

老廃物や細菌、ウイルスなどの異物は、リンパ節で濾過します。濾過しきれなかった異物は次のリンパ節で濾過され、最終的には肝臓や腎臓を経由して排泄されます。

　リンパ節の表面を覆う被膜にはマクロファージやリンパ球などが存在しています。被膜が中に入って骨組みをつくっていて、この骨組みを「梁柱」と言います。

　リンパ節にはリンパ液が入っていく何本かの「輸入リンパ管」と、リンパ液が出ていく何本かの「輸出リンパ管」があり、輸出リンパ管のほうが数は少なく、輸入リンパ管から入ったリンパ液は、リンパ節内で約半分に濃縮されます。

　リンパ節では、体内に侵入してきた細菌やウイルスを「マクロファージ」（白血球の一種で血管内では単球と呼ばれる）や「樹状細胞」が貪食し、細菌やウイルス、がん細胞などを区別して処理します。

　また、リンパ節では、抗原反応のみならず、からだが排出できない物質を沈殿させる働きもしています。

## 7 リンパ器官

　リンパ器官とは、リンパに関係する組織や臓器のことで、「一次リンパ器官」と「二次リンパ器官」に分けられます。
　一次リンパ器官には「骨髄」と「胸腺」があります。骨髄は骨の中心部にある髄腔や海綿質を満たしているゼリー状の軟組織です。

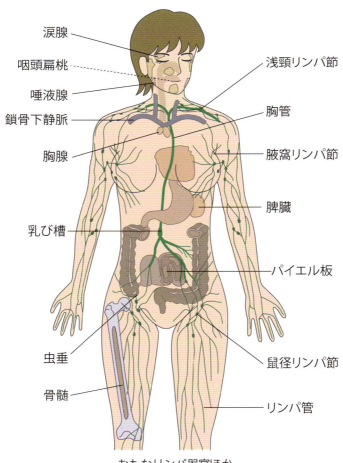

おもなリンパ器官ほか

①リンパの基本構造

骨髄では、血液の元がつくられますが、リンパ球の元もつくられています。

　胸腺は心臓の前、胸骨の後ろにある器官です。骨髄で生成されたリンパ球をＴ細胞に成熟させ、リンパ系に送り出す役割を担っています。

　Ｔ細胞は、体内に侵入してくる特定の病原体を攻撃する機能を持つ、免疫担当細胞です。

　二次リンパ器官には脾臓、扁桃、虫垂、リンパ節、小腸のパイエル板などがあります。

　脾臓は左の腎臓の上、横隔膜の下にある握りこぶし大の小さな臓器です。非常時に備えて血液を蓄え、濾過する役割を担っています。

　扁桃腺で知られる扁桃は、喉頭の粘膜上皮の下にあります。扁桃の内部にはリンパ球が多く集まっており、呼吸や食事の際に一緒に侵入してくる病原体に対抗しています。扁桃とはアーモンドのことで、形状が似ていることから、この名前がつけられています。

　虫垂は、盲腸の先端部分にある小指のような形状の器官です。腸内細菌に対する防御のためのリンパ器官であり、ときどき炎症を起こし、切除されることがあります。

　パイエル板は、小腸の粘膜下にある集合リンパ小節の一種で、リンパ管は出入りしませんが、リンパ節と似た構造をしていて、栄養と一緒に吸収される異物に対抗しています。

　小腸の壁には絨毛が生えていますが、パイエル板がある部分は絨毛がないか未発達のため、その部分だけ平らになっています。このため「板」という名前がつけられています（「二次リンパ組織」という言い方もあります）。

## 8 リンパ球

　リンパ球は「白血球」の一種で、免疫機能を担当する血液細胞です。

　白血球には、「単球」「顆粒球」「リンパ球」の 3 種類があり、健康体の場合、リンパ球は白血球の約 36.5% を占めています。リンパ球はリンパ節にも多く存在していて、外部からの異物の侵入に備えています。

　リンパ球は、「T 細胞」「B 細胞」「NK 細胞」に区分されています。

　T 細胞も B 細胞も、ともに体外から侵入してくる微細な異物（抗原）と戦い、その病原体の特徴を記憶して、異物かそうでないかを見分ける役割を果たしています。

　私たちのからだでは毎日数千個のがん細胞が発生しますが、それでもがんにならないのはリンパ球が守っているからです。

　ただ、ストレスが多すぎる、低体温、低酸素の状態などでは、リンパ球と拮抗している顆粒球が増え、リンパ球の数が減ってしまうので、からだを守りきれなくなります。

　免疫については第 5 章でも解説しています。

## ② おもなリンパ節とリンパの流れ

### 1 頭頸部(とうけい)

　頭部にあるリンパ液は、顔面に行くものと後頭リンパ節に行くものとに分かれます。そこから表在と深部にある頸部リンパ節群に流れ、鎖骨のリンパ節へと吸収されます。

- **後頭リンパ節**
　頭頂部や後頭部表層のリンパ液が流入します。ここからのリンパ液は首の浅部に流れていきます。

- **耳介前（耳下腺）リンパ節**
　耳下腺部（耳の下から顎にかけての部分）の表層に位置しています。耳の上から前のあたりにある耳介前リンパ節と、耳下腺のもっとも下に位置する耳介下リンパ節があります。側頭部の一部のリンパ液と、前頭部や顔面上部などの一部のリンパ液を受け、顎下リンパ節や深頸リンパ節へ流れ込みます。

- **耳介後リンパ節**
　耳介（耳の外に出ている部分）の真後ろにある乳様突起という耳の骨付近にあり、乳突リンパ節とも呼ばれます。耳や後頭部の一部と側頭部からのリンパ液を集め、浅頸リンパ節に流れ込みます。

- **顔面リンパ節**
　耳から口角のあたりに存在し、頰リンパ節、鼻やまぶたからのリンパ管を中継する鼻唇リンパ節、そのほか頰骨リンパ節、下顎リンパ節など

からなります。ここに周囲の皮膚や粘膜からのリンパ液が流れ込み、最終的に顎下リンパ節に合流します。

● **顎下リンパ節**

顔面リンパ節の一部です。顎下腺の近くにあります。顔面、まぶた、口腔、鼻腔、副鼻腔、鼻粘膜、舌、顎、歯、口唇などのリンパ液が集まり、深頸リンパ節に流れ込みます。

● **浅前頸リンパ節**

胸鎖乳突筋よりも浅い位置にあり、外頸静脈にそって流れています。頸部の浅層のリンパや頭部側面のリンパのほか、後頭リンパ節・耳介後リンパ節からのリンパ液を受けて深頸リンパ節に流れ込みます。

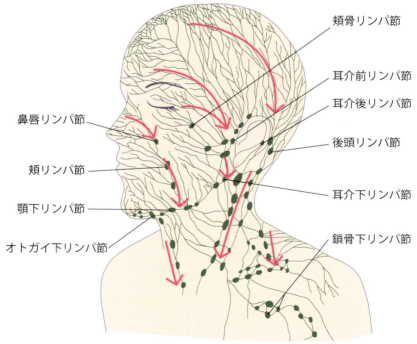

頭頸部のおもなリンパ節（矢印はリンパの走行を示す）

● 深前頸リンパ節

　胸鎖乳突筋の深部にあり、内頸静脈にそうリンパ節群です。

　頭頸部のすべてのリンパが集まって頸リンパ本幹に注ぐため、頭頸部でもっとも重要なリンパ節群です。

● オトガイ下リンパ節

　文字通り、オトガイ筋（下顎の裏側）の直下にあります。下顎や上唇、下唇周囲、歯肉や歯、舌、頬などのリンパ液がここに集まります。

● 咽頭後リンパ節

　口内の奥に赤く見えるブツブツしたリンパ節群です。咽頭後部、口頭、口蓋、鼻腔、副鼻腔、鼻粘膜、鼓室、耳管、扁桃などからのリンパ液を受け、深頸リンパ節に流れ込みます。

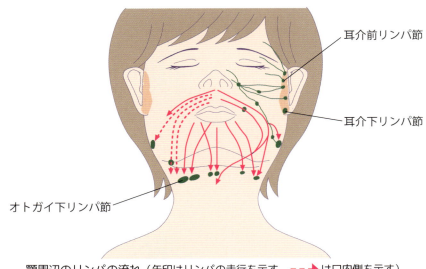

顎周辺のリンパの流れ（矢印はリンパの走行を示す。- - ▶ は口内側を示す）

## 2 上肢・腋窩部

手や腕、わきの下にあるリンパ節です。表在と深部にあり、交通しています。上肢の80％のリンパ液が表在にあり、腋窩リンパ節に集まり、腋窩から鎖骨下リンパ節へと流れます。

● **腋窩リンパ節**

わきの下の脂肪細胞の中にあり、腋窩の太い血管の周囲に分布しています。上肢や胸、胸壁、乳房、上腹部、背中の一部からのリンパ液が集まっています。肩甲下リンパ節、胸筋リンパ節、中心腋窩リンパ節など、複数のリンパ節が集まってリンパ節群を構成しています。

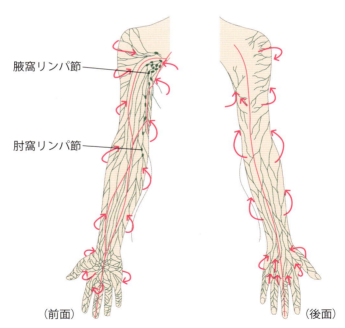

上肢のリンパ節（矢印はリンパの走行を示す）

● **肘窩リンパ節**
　文字通り、肘付近のリンパ節です。比較的浅いところと深部にも存在しています。

● **肩甲下リンパ節**
　腋窩の後部にあり、肩の後部や、胸部の後壁、背中などからのリンパの流れを受けて、鎖骨下リンパ節につながっています。

● **鎖骨下リンパ節**
　鎖骨の下にあり、レンズ豆ほどの大きさです。全身から集まってきたリンパ液はここに流れ込み、さらに静脈へと入っていきます。

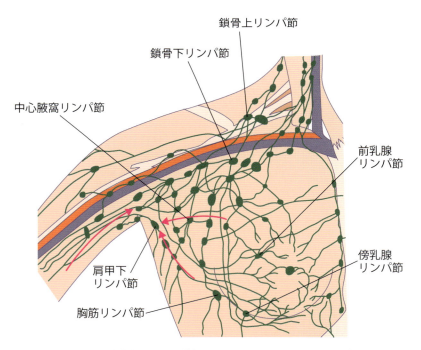

腋窩部のリンパ節（矢印はリンパの走行を示す）

● **手背のリンパ管網**

　手背（手の甲）には、指と手掌（手のひら）の密なリンパ管網からのリンパ液が集まってきます。そこから手の上部に流れていき、肘窩にいくものと、腋窩に直接吸収されるものがあります。

　なお、手背には皮下脂肪がないので、むくみやすくなります（第5章参照）。指のリンパ液はほとんどが手背（手の甲側）に向かって流れています。

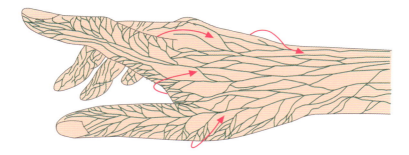

手背のリンパ管網（矢印はリンパの走行を示す）

### 3 胸部

　胸部のリンパ節は3層からなり、表在にあるリンパ節は正中線で左右に分かれ、それぞれの側の腋窩リンパ節に送られます。
　乳腺の内側は傍胸骨リンパ節に、外側は腋窩リンパ節へ送られます。

- **肋間リンパ節**

　胸壁の後面にそって位置する、エンドウ豆ほどの大きさのリンパ節で、肋間や深層の背筋、椎骨周辺からのリンパを受け、気管支縦隔リンパ本幹や胸管につながっていきます。

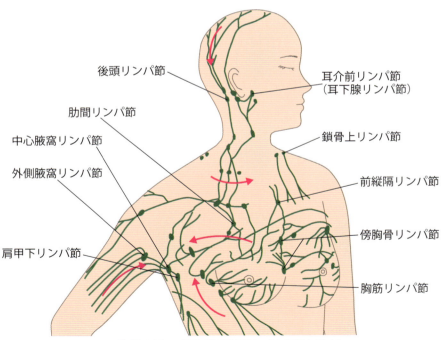

胸部のリンパ節（矢印はリンパの走行を示す）

- **前縦隔リンパ節**

　右側の前縦隔リンパ節は甲状腺や喉頭、心臓、心膜、胸腺などからのリンパ液を受け、左側の前縦隔リンパ節は左肺や胸膜、胸腺などからのリンパ液を受けます。

- **胸部のその他のリンパ節**

　心臓リンパ節、肺門リンパ節、肺外リンパ節、胸骨リンパ節など。

## 4 腹部

　腹部の表在にあるリンパ液は、おへそから上は正中線から分かれて左右それぞれの腋窩リンパ節に流れ、おへそから下は鼠径リンパ節に流れ、ほとんどが胸管に吸収されます。

　腹腔内のリンパ液は乳び槽から胸管に入り、そこからリンパのゴール付近にある鎖骨下リンパ節へと吸収されます。

- **腹腔リンパ節**

　腹腔動脈の分岐点の周辺に位置しています。食道下部、胃、十二指腸、肝臓の一部、膵臓、脾臓など、腹腔動脈の周辺からのリンパ液を集めています。

## 5 背中

背中の表在にあるリンパ液は、おへその裏側、つまりウエストのくびれた部分から上は左右ほぼ対称に腋窩リンパ節の後方の部分に吸収されます。

肩甲骨の上部からは、肩を通り越し、鎖骨下リンパ節に流れていきます。背中のリンパ節は比較的まばらです。

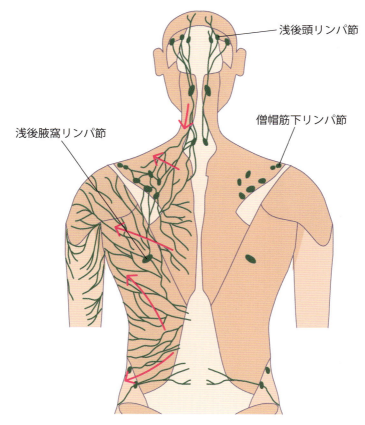

背中のリンパ節（矢印はリンパの走行を示す）

## 6 鼠径部

　鼠径部とは、下腹部と太ももの付け根にある、三角形状のみぞのあたりです。この付近にあるリンパ節の一部は、痩せている人は触診ができます。下腹部や下肢前面のリンパ液を集めます。ほとんどの生殖器のリンパ液もここに集まります。

● **鼠径リンパ節**
　おへそから下、足の付け根あたりのリンパ管が集まっています。浅鼠径リンパ節と深鼠径リンパ節があります。
　浅鼠径リンパ節は、おへそから下の下半身や外陰部、臀部などからリンパ液を集めています。
　深鼠径リンパ節は、下肢の深い部分（筋、関節、筋膜、骨膜など）や外陰部、浅鼠径リンパ節などからリンパ液を集めます。

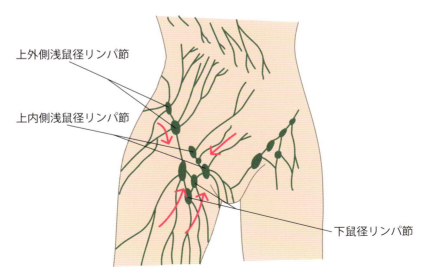

鼠径部のリンパ節（矢印はリンパの走行を示す）

## 7 下肢・膝窩部

　下肢のリンパ管は表在と深部にあり、お互い行き来しています。80％は表在にあります。地面に近い部分から上に流れ、膝窩に集まってから、最終的に鼠径リンパ節に集まります。

● **膝窩リンパ節**

　膝の後ろにあるリンパ節です。小さなリンパ節で、膝を形成する筋肉の筋膜の下の脂肪の中に埋め込まれています。浅いものと深いものがあります。

　つま先から膝にかけてのリンパ液が集まっています。ここから大腿動脈に並行して鼠径リンパ節に流れていきます。

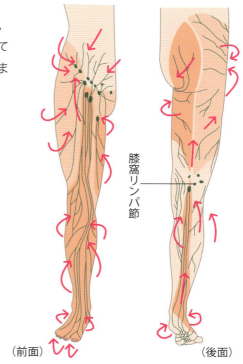

下肢と膝窩部のリンパ節（矢印はリンパの走行を示す）

## 8 リンパの分水嶺

リンパケアを行う際、部位によってリンパが流れていくリンパ節がおおよそ決まっています。それはいくつかの領域に分かれており、その境界線を「リンパの分水嶺」と呼んでいます。

分水嶺は皮下のみにあり、深部にはありません。セルフおよび他者へのリンパケアトリートメントには、分水嶺を意識することが大切です。このほか、リンパ管の中のリンパ液の流れる方向を意識することも大切です。

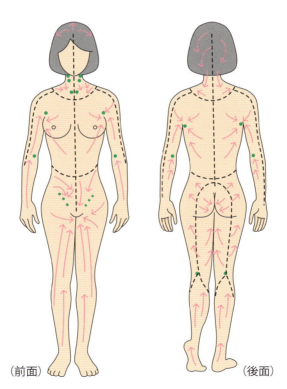

（前面）　　　　　　　　　（後面）

全身のリンパの分水嶺

- 手・足・体幹の分水嶺

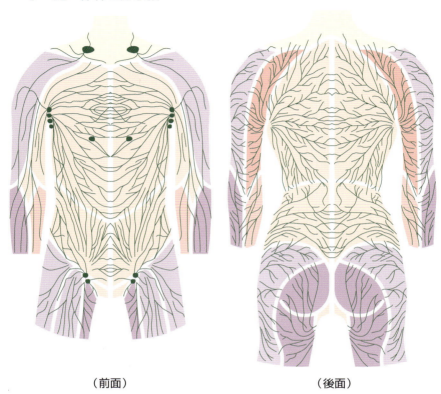

（前面）　　　　　　　　（後面）

# 第 5 章

# リンパの働き

*Official Approval Textbook for Lymphatic Care*

リンパには老廃物の排出や免疫などさまざまな機能があり、生体の正常な働きに有益な機能を果たしてくれますが、本章ではとくに身近な症状である「むくみ」に焦点を当ててリンパの働きについて解説します。

## 1 からだのむくみとリンパ

### 1 むくみのメカニズム

#### ● むくみの原因

　むくみが気になる人が多いようです。とくに長時間の立ち仕事や、歩くことの多い仕事をしている人は、足がむくみます。むくみは顔や手にも現れます。

　足は人間のからだの中で、もっともむくみやすい部分です。朝と夕方で太さや足のサイズが違っているほどにむくんでしまうことがあります。重力によって水分が下のほうに溜まりやすいうえに、足は心臓から遠い位置にあるからです。リンパ器官には、心臓のような強力なポンプ機能がないことも関係しています。さらに、車や電車など交通機関の発達によって、人が歩く機会が激減したことも、むくみを増長させる要因になっています。

　心臓は全身に血液を送り出すポンプのような役割を果たしていますが、血液を足の先まで送り出すことは簡単でも、それを心臓までもどすのは容易ではありません。つまり、私たち人間が二本足で生活をしている以上、足のむくみは避けることのできない宿命みたいなものです。

#### ● 体液のコントロール

　むくみはリンパとどう関係しているのでしょうか。

　『むくみが消えるリンパマッサージ』（廣田彰男著、マキノ出版）にとてもわかりやすく解説されていますので、同書の内容を参考にしながら

説明していきます。

　心臓から動脈を通り、毛細血管に至った血液からは、1日に約20Lほどの細胞間液が血管外に漏れ出しています。この細胞間液は各細胞で栄養分が吸収されたあと、17L前後が静脈に、残りの3L前後がリンパ管に入ってリンパ液となります。細胞で使われた体液の回収が、静脈とリンパ管のおもな役割です。

　ところが静脈の働きが不十分だと、静脈に入るはずの水分がリンパ管に入ってくるので、リンパ管に負担がかかります。リンパ管の処理能力にも限界があるので、処理できなかった水分が皮下組織に溜まって、それがむくみの原因になります。

● **バスタブ理論**
　リンパの働きについて、先に紹介した『むくみが消えるリンパマッサージ』では、バスタブに例えてわかりやすく解説しています。

　バスタブの給水管を動脈、バスタブを皮下組織、排水管を静脈、上部の排水口をリンパ管に例えてみましょう。

　①給水管(動脈)から水がバスタブ(皮下組織)に流れ込み、徐々に溜まっ

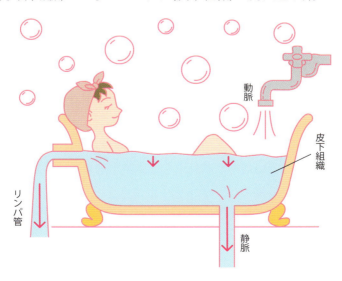

ていきます。同時に、②排水管（静脈）から排出されていきます。③水位が一定以上になると上部の排水口（リンパ管）からも排出が始まります。

　これらがうまく機能することで、バスタブ（皮下組織）に必要な水量を保つことができるとともに、余分な水を排出することができるので、バスタブ（皮下組織）から水があふれ出る、ということは起こりません。

　しかし、排水管（静脈）の排出量には限度があります。給水管（動脈）から過剰な水が供給された場合、処理能力が追いつかなくなります。そこで上部の排水口（リンパ管）の出番になります。水位が上昇してきても、この側穴の排水口から流れ出ることで、バスタブ（皮下組織）から水があふれ出るのを防いでいます。

　ところがこの機能にも限界があります。上部の排水口（リンパ管）からも余分な水を排出できなくなると、バスタブ（皮下組織）に水が溜まり、ついにはあふれ出てしまいます。これがむくみを引き起こしているメカニズムだと考えるとわかりやすいでしょう。

## 2 リンパケアによるむくみの解消

### ● 心臓・腎臓に不具合があるとリンパの流れが悪くなる

　むくみは血管から皮下組織に体液が過剰に漏れ出すことによって起こります。また血液と細胞を満たしている組織液は、お互いに水分や塩分などを交換し合い、血液や組織液の浸透圧の調整を行っています。しかし血液のポンプ役である心臓や、過剰摂取された水分や塩分を血液から排除する腎臓の機能が弱ってくると、むくみが生じやすくなります。

　心臓のポンプ作用が低下すると、腎臓からの水分や塩分の排出機能も低下します。すると組織内に漏れ出した体液が溜まって、足や顔などにむくみを引き起こします。

　このように心臓や腎臓の不具合によっても、むくみの原因となってしまいます。前述のバスタブの例えのように、リンパケアは、こうした"排水管の詰まり"を解消することにもつながります。

### ● 女性のほうがむくみやすい

　むくみは、男性より女性のほうに多く出るようです。男性に比べ、女性は筋量が少なく皮膚もうすく、体温も低い傾向にあることと、筋肉によるポンプ作用が弱いためリンパ液が滞りがちになります。加えて、きつい下着やぴったりとした服装、ハイヒールなど、装いも一因になっています。

　また、月経前症候群（PMS）により、からだ全体のむくみや体重の増加といった症状が、体内の水分の流れをスムーズにするエストロゲンという女性ホルモンの減少により引き起こされます。

### ● 動かないことはむくみにつながる

　長時間同じ姿勢でいることもむくみにつながります。

　立ち仕事をすると足がパンパンになり、夕方は靴がきつくなります。また、わかりやすい例に飛行機内でのむくみがあります。フライトの間、狭いシートポジションで姿勢を変えられないことでリンパの流れが滞り、とくに足にむくみが出やすくなります。

　飛行機の場合、機内の気圧の低下もからだにとって負担になります。座りながらときどき足首をまわす、トイレなど席を立った際に足のストレッチや腰を回す、意識して深呼吸をするなど、からだを動かすことで血流やリンパの流れがよくなります。また搭乗前に足のリンパケアをしておくと、さらにむくみにくくなるのでおすすめです。

### ● 栄養不足もむくみの原因に

　ニュースの映像などで、発展途上国などの子どもたちが飢餓に苦しんでいる様子をご覧になった人もいるでしょう。そんな子どもたちは、手や足はやせ細っているのに、おなかだけが大きく膨らんでいます。これは栄養が不足していることが原因です。

　肝臓では、アルブミンというたんぱく質の一種が作られています。アルブミンは脂溶性のビタミンやホルモンなどを血液を通して組織に運ぶ

働きや、血液の浸透圧を保持して、毛細管からの水分の吸収を促進して、むくみを取り除いてくれる働きをします。

　しかし、栄養が不足すると、肝臓でアルブミンがつくられなくなります。すると血液の浸透圧は低下して、水分を保持できなくなります。結果としておなかに水が溜まります（腹水）。もちろんおなかだけではなく、からだのあらゆる部位で同じことが起こります。

　対策としては、たんぱく質を摂ることです（可能であれば食事のほうが望ましい）。それにより血流が正常になり、深部のリンパの流れもよくなります。

　このように、むくみは日常の食生活によっても影響されます。たんぱく質を中心とする栄養素をバランスよく摂取して、むくみを防ぎましょう。アルブミンに関する詳しい説明は第5章③を参照してください。

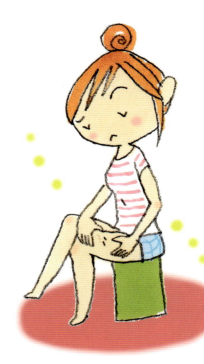

● その他

　降圧剤など薬を常飲している場合も、肝臓に負担がかかりむくみが出る場合があります。

　また、水分の摂りすぎもむくみの原因になります。水分をたくさん摂取したほうがからだにいいと思って、がんばって実践している人にもむくみは多いようです。


● むくみはセルライトを引き起こす

　オレンジの皮に似ていることから英語では「オレンジピールスキン」と呼ばれる美容の大敵・セルライトですが、日本人女性の 80％以上の人にあると言われます。

　セルライトができる原因には、運動不足や高カロリーな食事、不規則な生活、基礎代謝の低下など、さまざまなものがありますが、リンパの滞りが原因になることもあります。

　とくに脂肪は、その大半がリンパ管を通って運ばれるため、リンパ液の流れが悪くなると、余分な脂肪も回収されにくくなり、その結果、セルライトができやすくなります。

　セルライトは、脂肪細胞が変化して、周囲の老廃物や水分を付着させて肥大化したもので、それが線維と絡み合って、固くなります。おしりや太もも、二の腕、さらには表皮に近いところにできやすく、やせている人にも見られます。

　セルライトは一度できると落としにくく、やせにくいからだになりますし、むくみだけでなく冷え性の原因にもなります。

　また、大きくなると次第に周囲の血管やリンパ管を圧迫するため、さらにリンパの流れも悪くなるという悪循環におちいってしまいます。


● むくみの解消はリンパケアと体操で

　むくみの解消や防止のためには、余分な水分や老廃物が皮下組織に溜まらないようにすることです。それには血液やリンパ液の流れをよくす

ることが欠かせません。

　とくにリンパ液には、脂肪や老廃物、ウイルス、不要物などが含まれています。

　全身のリンパケアを行うことで、リンパ管の中のリンパ液の流れをスムーズにするとともに、リンパの関所でもあるリンパ節の詰まりを解消するという大切な役割を担っています。

　むくみにもっとも効果的なのは、からだを動かすことです。ハードな運動は活性酸素が発生するので、ラジオ体操やストレッチ、ウォーキング、ヨガ、太極拳、リンパ体操など、筋肉は動くけれども息があがらないような動作を行うものがおすすめです。

　リンパ体操などリンパの流れをよくするエクササイズと生活習慣は『リンパケア検定2級公式テキスト』(P.146〜176)をご参照ください。

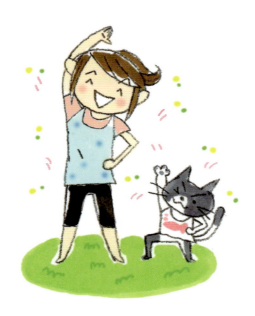

- **病的なむくみについて**

　ひと口にむくみといっても、生活習慣を正せば治る一過性のむくみと病的なむくみとがあります。むくみは漢字で「浮腫」とも表現します。

　静脈瘤、静脈血栓、腎臓の病気、心臓の病気、肝臓の病気、膠原病、糖尿病、リンパ浮腫などは、病的なむくみになります。

　リンパ浮腫は、生まれつきリンパ管に障害があるほかは、手術でリンパ節を切除した場合や、放射線治療でリンパ管に損傷を負った場合などで起こります。

　病的なむくみのケアは、家庭またはセラピストが行っていいものではない場合が大半なので、お医者さんに相談が必要です。

　すねを押しても戻るのに時間がかかる、動悸や息切れ、だるさなど、いつもと違う症状が続く場合は、病気の可能性もあります。

## 2 腸の働きと腸のリンパ

### 1 リンパケアで大切な蠕動(ぜんどう)運動

　食べた物の消化や吸収を行う腸は、私たち人間のからだにとって、重要な臓器のひとつです。
　腸には蠕動運動という働きがあり、リンパの流れを促す役割を担っています。平滑筋と呼ばれる収縮する性質を持った筋肉によって食べ物が逆流しないように一方向に運ぶようになっています。この蠕動運動により大腸で作られた便が排泄されます。この蠕動運動が円滑にできなくなると、便が押し出されなくなり、便秘の一因になります。
　大腸の役割のひとつに水分の吸収があります。この水分を回収するのもリンパ管の役割ですが、リンパがうまく流れないと、他の部分と同様、水が溜まり、大腸と蠕動運動の動きが悪化します。
　リンパの流れが悪くなると蠕動運動が鈍くなり、蠕動運動がスムーズに行われると、リンパの流れもよくなります。また、ストレス過多だと、交感神経優位になり、蠕動運動の働きが鈍ります。
　蠕動運動をよくするには、食べるときは咀嚼をたくさんする、腹式呼吸をする、リラックスして副交感神経を優位にする、食事の間隔をあけて食べすぎない、発酵食品を摂る、規則正しい食生活をするなどがあげられます。

### 2 腸は免疫器官でもある

　人間のからだには、生体を外部の細菌やウイルスから守る防御システムがあります。しかしすべてを外部から遮断することはできません。
　とくに消化器系は、呼吸や食事などで外部から細菌やウイルスなどの

外敵が侵入しやすいため、さまざまな免疫システムがあり、とくに腸には強力な免疫システムが備わっています。

　消化器系での第1の防衛線は扁桃腺です。外敵が体内に侵入すると、まず口、鼻、のどの粘膜が出す粘液で洗い流したり、殺菌したりします。中でも扁桃腺はリンパ節に似た構造をしていて、そこでリンパ球が待ち構えていて戦います。風邪をひいたときに扁桃腺が腫れることがありますが、これはリンパ球が風邪のウイルスと戦っているからです。

　第2の防衛線は胃です。胃では酸性度の高い塩酸が分泌されており、これが外敵と戦います。しかしこれでも生き残って腸にまで到達する外敵がいます。

　第3の防衛線である小腸・大腸では、腸内細菌が待ち構えていて、外敵の繁殖を防いでいます。腸には乳酸菌などの腸内細菌が多く存在しています。とくに免疫機能はからだ全体の約6割が腸にあると言われています。

● 腸のリンパ液は白い

　紀元前5世紀、医学の父・ヒポクラテスがリンパ液を「白い血」と表現していたと言われていますが、リンパ液の中でもとくに白いのは腸のリンパ液です。

　人間が食べた栄養素のうち、糖分とたんぱく質はおもに血管系に吸収されますが、脂肪分はほぼすべてリンパ管に吸収され、小腸にある毛細リンパ管を経て乳び槽に溜まります。

　便秘になると大腸の動きが悪くなり、蠕動運動が低下します。そのため、リンパ液を溜めている乳び槽が刺激されず、リンパの流れが滞って大腸の組織に余分な水分が溜まることで、便秘が悪化します。

　大腸の壁にはリンパ節構造はありませんが、腸間膜にはリンパ節がたくさんあります。また、蠕動運動を促進する物質のひとつに酸があります。腸内細菌の働きでいろいろな種類の酸がつくられますが、この酸が大腸を刺激し収縮させて、蠕動運動が活性化します。

## 3 アルブミンについて

### 1 アルブミンとは

　アルブミンとは、大部分の動植物の細胞や組織に広くみられるたんぱく質の一種で、血管・リンパ管を循環している物質です。通常の物質は肝臓で作られたら肝臓の静脈から血液に流れていきますが、アルブミンは肝臓で作られたあと、肝臓の中心静脈から血液に入って、全身に運ばれます。

　アルブミンは水に溶けない物質を運ぶと同時に、組織の栄養源にもなります。また、血液の浸透圧の調整も行っています。

　さらにアルブミンの重要な役割のひとつに、リンパ節からのリンパ球の誘導があります。体内に侵入してくる病原体などの異物に備えているのでリンパの流れをよくするということは、アルブミンの循環が促され、免疫力があがるということになります。

● **アルブミンがからだのむくみを防ぐ**

　アルブミンは浸透圧がとても高く、スポンジのように余分な水分を吸収することができるので、むくみの原因になる水分を取り除く働きを担います。また吸着力も強いため、体内のさまざまなところで疲労物質や死んだ細胞などを回収する働きがあります。

　よく「尿にたんぱくが出ている」と言いますが、これはアルブミンが漏れ出ていることを意味します。アルブミンが大量に体外に出ると、余分な水分が細胞の周囲に溜まり、病的なむくみや血中コレステロールの上昇につながります。

　体内を循環しているアルブミンの約１／４がリンパ液の中にあり、残りの約３／４が血液中に存在すると言われています。

## 4 脳脊髄液の働き

　人間のからだには、血液・リンパ液のほかに、もうひとつ循環している液体があります。それが脳脊髄液です。
　脳脊髄液は頭蓋骨と脊柱の中にあり、リンパ液と同様、無色透明です。この脳脊髄液が、脳や脊髄を守るのに重要な役割を果たしています。

### ● 脳や脊髄を保護する
　頭を壁などにぶつけると、頭蓋骨に衝撃がかかりますが、柔らかい脳が崩れないのはこの脳脊髄液がクッションとして衝撃を吸収しているからです。
　脳脊髄液は、頭部の脳室で生成されており、24時間で3〜4回入れ替わっていると言われています。頭蓋骨から仙骨までを循環したあと、最終的に血液またはリンパ液に混ざる仕組みになっています。

### ● 栄養補給
　脳内を循環している脳脊髄液は、脳や脊髄を衝撃から守り、その形を保つと同時に栄養補給なども行います。また、ホルモンやサイトカインなどの移送により、神経伝達の役割も担っています。
　脳脊髄液は、鼻腔のリンパ管網に吸収され、口腔からオトガイリンパ節や深傍咽頭リンパ節に注いでいます。また、首の深い部分にある深頸リンパ節や、結膜リンパ節にも流れていることがわかっています。

### ● ホルモンの分泌を促進
　女性ホルモンや成長ホルモンの分泌を促して運搬を助ける役割も担います。幸せホルモンといわれるβ-エンドルフィンや食欲を抑制するホルモンなども含まれますから、脳脊髄液がスムーズに流れることで新陳

代謝を促し、美肌やアンチエイジングの効果が期待されています。

　脳脊髄液の循環が滞ると、情報伝達の能力が発揮されなくなるので自然治癒力が衰える、むくみやすくなるなど、美容面や健康面にも影響が出ると言われています。

　背中のゆがみも、脳脊髄液の流れを滞らせるので、背中の筋肉のバランスがとれていることも大切です。

● **リンパケアでバランスを調整**

　脳脊髄液は、呼吸によって後頭骨と仙骨が前に傾いたり後ろに反ったりすることで流れていきますので、当協会では、後頭骨や仙骨をほぐしてからリンパ流しを行いますが、じつは脳脊髄液がスムーズに流れることも意識して施術メニューに取り入れています。

　背中の施術もまた、リンパケアトリートメントと筋肉ほぐしを取り入れ適切に行えば、施術前より筋肉バランスが整い、呼吸が楽になり、猫背が改善されて見た目もよくなります。これ以外にも、リンパ液と脳脊髄液の流れをよくするという効果もねらっています。

## 5 免疫について

- **病気になりにくい体温は36.5℃から37℃**

細菌やウイルスなどの病原菌の免疫システムが正常に働くことによって、私たちは簡単には病気にならないようになっています。

食物アレルギーなどは、本来なら攻撃しない食物成分などを免疫が攻撃することで、アレルギー症状が出ます。

免疫では非自己のものを抗原と言います。細菌やウイルスがからだの中に侵入してきたとき、それらの病原菌が抗原で、抗原が侵入すると免疫系は抗体をつくって抗原を排除しようとします。

免疫学的には体温が36.5℃から37℃だと、リンパ球と顆粒球のバランスがとれている状態となるので、過剰なアレルギー症状は出にくく、病気にもなりにくい状態を保てます。

アレルギー症状が過剰なのはリンパ球が多すぎる状態で、病気になりやすいのは顆粒球が多すぎるからです。これらのバランスをよくすると病気になりにくくなるので、ある程度の体温を保てる工夫が必要です。

体温をあげるためには、ストレスをなくす、薬から徐々に離脱する、からだを温める食事や衣服の工夫、リンパケアのセルフまたはトリートメントを受ける、体操やストレッチなど身体を動かすなどがあります。

- **自然免疫と獲得免疫**

免疫反応には自然免疫と獲得免疫があります。自然免疫は元から備わっている免疫で、外から侵入してきた病原菌に対してあらかじめ備わっていた免疫システムによって、病原菌を排除しようとします。貪食細胞、ナチュラルキラー細胞（NK細胞）などがそれにあたります。自然免疫には、病原菌の侵入防止と、病原菌の排除・増殖を防ぐ働きをするものがあります。

獲得免疫は抗原の刺激によって獲得するもので、抗体の獲得には抗原の刺激が必要です。このシステムを使って意図的に行っているのが予防接種です。

### ● 免疫に関わる細胞

　免疫反応は白血球によるものです。第4章で紹介したように、白血球は「顆粒球」「単球（マクロファージ）」「リンパ球」の3種類に分けられ、顆粒球には好中球、好酸球、好塩基球があります。リンパ球にはT細胞、B細胞、ナチュラルキラー細胞（NK細胞）があり、T細胞はさらにヘルパーT細胞とキラーT細胞に分かれます。

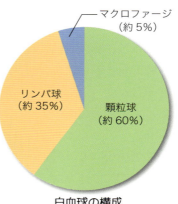

白血球の構成

それぞれ免疫で重要な働きをしています。

### ● 炎症反応

　炎症反応には皮膚などの充血や腫れ、痛みや発熱があり、これらは細菌やウイルス感染によって起こります。

　炎症はからだの防御反応の一種です。そのため、薬などによって炎症反応を抑えすぎることは、からだにとってプラスになりません。なぜなら、炎症反応によって細菌やウイルスに対抗してからだを守っているからです。

### ● マクロファージの役割

　マクロファージは組織に局在しており、マクロファージが細菌と遭遇・貪食することで活性化します。

　細菌・ウイルスの感染部位に白血球を呼び寄せて、感染や病原菌が広がるのを抑える役割を担います。

## 6　がんの発生と関係するナチュラルキラー細胞

　NK（ナチュラルキラー）細胞という名称は近年よく耳にするようになりました。この免疫細胞は、抗がん作用、抗ウイルス作用など、生体を防御する役割を担っていて、血液中のリンパ球の 10 〜 30% ほどを占めていると言われています。

● がん細胞などを独自に攻撃
　NK 細胞はそのほかの免疫細胞である T 細胞、B 細胞、マクロファージ（貪食細胞）などの免疫細胞と連携して働いて、T 細胞や B 細胞が抗原で刺激されて初めて働くのとは異なり、常に体内をパトロールしながら、がん細胞やウイルス感染細胞などを見つけると、積極的に抗原を攻撃し、処理します。
　子どものころには体内に比較的多く存在しますが、加齢やストレス、過労などによって、リンパ球が減ります。それに伴い NK 細胞も減少し、当然がんを発症しやすくなります。

● リンパケアトリートメントとNK細胞の関係
　リンパケアトリートメントを適切に受けると、眠いようなだるいような感覚になります。セルフで行っても同様です。これはリラックス神経である副交感神経が優位になった可能性が高いのです。副交感神経が優位になると、リンパ球の数が増えます。リンパ球の増加によって NK 細胞が増えますので、リンパケアトリートメントなどのゆったりとした施術を適宜に受けることで、がんの予防になるのではという期待が近年高まっています。

## 7 ペットのリンパ

### 1 ペットにもリンパはある?

　「ペットのリンパの流れはヒトと同じなの?」というご質問をよくいただきます。ペット事情に詳しい、須﨑動物病院・院長の須﨑恭彦先生にうかがってみました。実は基本的な仕組みはヒトもペットも脊椎動物であればみな同じだそうです。
　では、リンパのシステムはどんな風になっているのでしょうか? 人間のリンパのおさらいも含め、お話していただきました。
　血液は心臓から大動脈 → 動脈 → 細動脈 → 毛細血管と流れてきます。毛細血管にはたくさんの小さな穴が開いていて、そこに血圧がかかると、酸素と栄養素が溶け込んだ血しょうはその穴から血管の外へと自然に押し出されます。そして、このしみ出た血しょうが細胞や組織の周辺にある「間質液＝細胞間質液＝組織液＝間質リンパ」と混合されます。この間質液が毛細リンパ管に入るとリンパ液と呼ばれます。
　老廃物の回収は、一部は先ほどの逆で、細胞 → 間質液 → 毛細血管 → 細静脈 → 静脈 → 大静脈 → 右心 → 肺動脈 → 肺 → 肺静脈と、静脈に回収されます。
　しかし、おもな回収経路は、細胞 → 間質液 → 毛細リンパ管 → リンパ管 → リンパ節 → リンパ管 → 静脈と流れ、とくに、分子の大きな老廃物は毛細血管に入らず、リンパ管で運ばれます。
　リンパ管は隙間がたくさんあるので、物質の交換が容易です。そのため、老廃物の回収だけでなく、間質液も吸収して血液の量や、組成を一定に保つ役割も担っています(だから健康ならむくまない)。
　リンパ管の途中には必ずリンパ節が関所のように存在しています。ここでリンパが濾過されて、リンパ球と接触し、生体の防御にとって重要

な反応が起きます。ですから、リンパの流れに乗って運ばれてきた異物と白血球の戦闘地帯になった場合、リンパ節が腫れることがあります。例えば、顎の下のリンパ節が腫れていたら、歯周病になっていないかを調べる、といった具合に考えます。

　健康チェックとして、下顎リンパ節などに触れて、腫れていないかどうかチェックしてみてください。

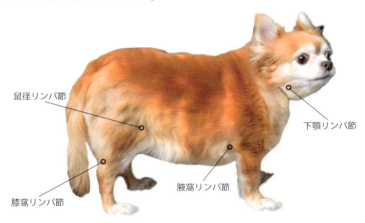

鼠径リンパ節
下顎リンパ節
腋窩リンパ節
膝窩リンパ節

## 2 ペットのリンパの流れをよくするケア

　人間同様にペットも心臓という血液のポンプがありますが、リンパ管には心臓のようなポンプがありません。リンパ管には逆流を防止する弁があり、その弁の周囲には平滑筋が発達していて、リンパ管を収縮や拡張させる神経が平滑筋に届いています。このことから、運動による組織圧が上がることや、神経刺激により、リンパ液が一方向（末端→静脈）にしか流れないようになっています。

　このような理由から、適切な運動をすること（筋肉を動かす）がリンパの流れをよくすることにつながりますし、皮膚や筋肉などへのマッサージ刺激でも、リンパの流れを手伝うことができるのです。つまり、ペットも人間も同じシステムというわけですね。

リンパの流れは、物理的な刺激で動いているのであり、何らかの栄養素で動いているわけではありません。ですから、「これを食べればリンパの流れがよくなります」という特殊な栄養成分があるわけではありません。
　リンパの流れを作るのにこれがもっとも重要です。ヒトも含めて動物は動かなければ動かないなりに生きていけますが、からだの循環を理想的に維持するのであれば運動は欠かせません。十分な運動をしていれば、マッサージなどは必要ないくらいです。
　しかし、人間同様、運動不足なペットがいるのもまた事実です。そんなときには、マッサージが効果的なこともあります。
　マッサージの本質は「リンパは物理的な刺激で流れる」性質にあります。方向の原則は「末端から心臓に向かって」です。ペットが心地よさそうにする場所、流れや力加減を探すのは、飼い主さんの楽しみと言えます。とくに、あなたが手を止めたとき、ペットが「もっとやって」とあなたの手にペットが手を乗せたりしたら、もう、可愛くって「いくらでもしちゃうっ♪」と感じると思います。
　あなたの愛情表現のひとつとして、ペットとの楽しい時間をお過ごしください。とくに、重たい頭を支えている首へのケアはペットが喜ぶポイントのひとつです。ただし、次善の策であることは覚えておいてください。

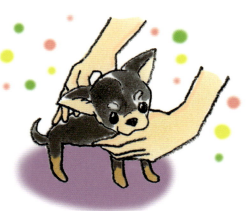

# 第 6 章

## リンパケアトリートメント
## ［準備編］

*Official Approval Textbook for Lymphatic Care*

## 1 リンパケアを行う際の注意点

### 1 揉むというよりは筋肉を「ほぐす」、さするというよりは「しぼる」

　リンパ管は筋膜や筋肉内にも多く存在し、筋肉を揺らすだけでも筋肉内のリンパ流が増えることがわかっています。このため日本リンパ協会では、筋肉へのアプローチも重視して指導しています。
　筋肉の硬い部位は、気持ちいい程度に指や手のひら、ゲンコツなどで押しながら2〜3cm動かすようにしてほぐします。これによりコリもほぐれやすくなります。
　そのうえでリンパ節までやさしく流してリンパ液の流れを促すようにしていきます。
　リンパ流しの動作を「さする」と表現されることが多いのですが、イメージとしては、歯みがき粉のチューブをしぼるような感覚です。

### 2 流すときは皮膚を傷めないように

　また、被験者[※1]への施術の際、直接皮膚の上から行う場合は、肌を保護するため、クッション性のある固めのジェルを使用してください。それによって、コリがわかりやすく、捉えやすくなる効果もさらにプラスされます。
　着衣の上から行う場合も、被験者の皮膚を傷めないように、以下を参考にしてください。
　（1）指や手のひらは常に皮膚から離さない。
　（2）リンパの方向にしぼったら、軽くもどす。
　（3）薄手ですべりのよい服装、または布ごしに。

※1　本書では、施術を受ける人のことを「被験者」と呼ぶことにします。

## 3 痛みはがまんさせない。過敏症にも注意

　リンパケアトリートメント[※2]を行う際は、痛みをがまんさせるような施術は行いません。がまんしなければならないほどの痛みがあったり、あざができたりするのは力の入れすぎです。
　その場合は、被験者も筋肉が硬直してしまうのと、強すぎてリンパ管を傷めてしまうおそれがあるため、本来のリンパケアの効果を狙うには、逆効果になる場合があります。
　被験者には、力を抜いてリラックスしてもらうのがベストです。
　さらに筋肉を傷めている人の場合は、過敏症になっている場合があるので力の入れ方に注意が必要なのです。
　力を入れないで施術しても痛みを感じる場合は、その部位の筋肉が硬くなっていて冷えている可能性があります。やさしく時間をかけて行っていけば、筋肉の硬さがとれ、痛みもなくなっていきます。

[※2]　日本リンパ協会では、リンパ全般のケアを「リンパケア」と呼んでいますが、このうち、他者に対するケアについては「リンパケアトリートメント」と呼ぶようにしています。

## 4 痛くない程度の圧で行う

　リンパケアトリートメントの圧のかけ方（ほぐすときや流すときの力の強弱）は、ケアを受けている本人が気持ちよく感じる程度がよいでしょう。少しの圧でも痛く感じる人もいれば、物足りなく感じる人もいます。
　また、少々痛くても気持ちがよいという人には、やや圧をかけてもかまいませんが、マッサージ慣れしていて鈍感になっている人もいますので、要求にすべて応えないでください。とくに、ご年配の人へは、必ずやさしく行うようにしましょう。
　健康な人への圧のかけ方は、以下を参考にしてください。

- 触れただけで痛い ➡ 皮膚に触れる程度に行う
- 軽くさすって痛みを感じる ➡ やや圧をかけて行う
- 力を入れて痛みを感じる ➡ 普通の力を入れて行う
- 相当力を入れても痛みがない ➡ 多少の圧をかけてもよい
- 赤くなるまでやらない（ただし、赤くなるのは、血流が悪かったり、肌が弱い人の特徴で、血流がよくなったというお知らせです。必ずしも施術者の責任というわけではありません）。
- 爪は施術前に切っておく。また、爪が肌にあたらないように気を配って行ってください。
- 骨が弱い人もいます。圧が強すぎると骨折の危険もあるので、圧をかけすぎないように注意してください。

## 5 全身のリンパケアは、だるくなっても問題ない時間帯に

　食事をとると血液が消化器官に集まります。消化を助けるために、食後１時間くらいはあけるようにしましょう。また、リンパケアをすると副交感神経が優位になります。とくに全身に行うと、からだがだるくなる場合がかなりの頻度で起こります。全身の施術は就寝前など、だるくなっても問題のない時間帯を選ぶほうがベターです。

## 6 流すときはゆっくりと

　ほぐすときに手のスピードが多少早くなるのは仕方のないことですが、リンパ流しをするときは、かなりゆっくり行います。
　一生懸命に行うあまり、スピードが早くなってしまうこともあります。そうなると交感神経が刺激されてしまい、被験者があせらされているような気持ちになります。
　副交感神経が優位になることは必要ですので、被験者がリラックスできるよう、施術者もリラックスして行ってください。施術者も副交感神

経が優位になって、お互いに免疫力が高まるのが理想の施術といっていいでしょう。

## 7 禁忌事項（被験者編）

「リンパケア検定2級公式テキスト」では、セルフについての禁忌事項を書きました。本書では被験者の禁忌事項を述べます。

> 禁忌とは：慣習的に禁止したり避けたりすることや、人体に悪影響を及ぼす危険がある治療法を避けて行わないようにすること。

### （1）発熱

風邪などで熱がある場合は、熱が下がってから行うようにしましょう。ただし、行うことによって、筋肉や関節の痛みが引く場合もありますので、本人が求める場合は軽く負担のない程度は可能です。

### （2）化膿性疾患

化膿性の疾患部には、リンパケアを行ってはいけません。行う場合は、患部に触れないようにし、その周囲をやさしくリンパ流しするようにすると、治りが早くなることがあります。痛みがある場合は行わないようにしましょう。

また、傷ややけど、化膿している部分にリンパケアを行うと、リンパ節が腫れて固まってしまうことがあります。その場合、傷や化膿が治ってからするようにします。

### (3) 低血圧

リンパケアは血圧を下げる効果があります。少々の低血圧ならばかまいませんが、病的に低血圧の場合、最初から全身にリンパケアを行わないで、遠い部分から始めて、徐々に部位を広げて様子を見ながら行いましょう。

### (4) 高血圧

頭頂部の筋肉ほぐしを急激に行うと血圧がさらに上がる場合があります。やさしく行うようにしましょう。また、頭頂部の押圧後、開く手技は行わないようにしましょう。

### (5) 生理中

生理中は、生理痛や腰痛緩和のためにリンパケアを行ったほうがよいこともあります。とくに背中や腰、仙骨のまわりはおすすめです。しかし、リンパケアを行うことによって血流がよくなり、経血が多くなってしまう場合もあります。貧血気味の人はあらかじめ留意してください。

### (6) 妊娠初期

安定期に入ってから行いましょう。安定期は、一般的には5カ月目以降と言われています。

### (7) 風邪

軽い風邪の場合は、背中や胸などリンパケアを行うと、症状が緩和されることがあります。ただし、施術者が感染する可能性があるので注意が必要です。

### (8) それ以外

骨折・脱臼や捻挫・やけどや重度の日焼け・予防接種直後・重度の変形等、気になる部位の患部は避けましょう。

### (9) 主治医に相談

次の人は主治医に相談してからにしましょう。

重大な循環器障害・リンパ浮腫・骨粗鬆症・糖尿病・静脈瘤術後や医師による治療中など。

病気や手術後の場合、リンパケアによって体調が回復する人も多いのですが、人のからだはさまざまです。気になる症状の場合、主治医に相談してから行ってください。なお、足や手のみなど、患部から遠い部位はたいていの場合、大丈夫なケースが多いようです。

## 8 リンパケアの効果について

リンパケアの効果は人によって異なります。また、リンパケアによるいかなる影響に対しても本書は一切の責任を負いませんので、自己責任において安全に行ってください。

また、リンパケアを行うことで、ひどい痛みを感じたり、気分がすぐれなくなった場合は中止してください。

## 9 その他、法律など

本書を読んで真似をしてもプロのセラピストにはなれません。

人のからだは複雑で、ナイーブなものです。スクールでのレッスンに加えて、日々の絶え間ない練習が必要です。

本書は、家庭向けのリンパケアトリートメントの内容になります。

プロのセラピストを志望される人は、熟練した指導者のもとでのレッスンが必要です。

また、よく「リンパマッサージ」という看板を目にしますが、国家資格を取得せずに「マッサージ」をうたってマッサージ業を行うことは、違法行為にあたります。

## 2 好転反応について

　好転反応とは、治療やセラピーなどの過程で一時的に起こる身体反応のことで、リンパケアでも起こります。

　これは文字通り「好ましい方へ転ずる」ことで、体内の悪いところがよくなり始めたり、鈍っていた機能が働き始めたりするときなどに体調の悪化や不定愁訴などがみられます。こうした好転反応は、人にもよりますが1〜2日、長い場合は数日続きます。

　好転反応で見られる症状には、次のようなものがあります。

> 1. 弛緩症状
>    だるさや眠気、倦怠感、疲労感など
> 2. 過敏・不快症状
>    便秘または下痢、痛み、腫れ、かゆみなど
> 3. デトックス症状
>    尿や便の量が増える、尿の臭いが強くなる、発汗、じんましんなど肌からの排泄物
> 4. 回復症状
>    発熱、腹痛、吐き気、動悸、頭痛

　このような症状が出たとき、リンパケアが原因で体調を崩したと思い、リンパケアをやめてしまう人もいます。しかし、これはせっかくからだがよくなろうとしているのを止めることになります。筋肉の硬化部位をほぐすと痛みが続くのはよくあることで、いわゆる筋肉痛と同じ意味です。

　2級テキストでも触れたように、リンパケアを適宜行うと副交感神経が優位になります。すると、だるさや排泄が活発になるなどの反応が

起きます。副交感神経が優位になると、白血球内のリンパ球が増え、その結果、ナチュラルキラー細胞（NK細胞）が増えてきます。これはがんなど、病気にかかりにくいからだになっていることを表しています。リンパケアによる免疫効果や免疫学の仕組みは［リンパケア検定2級］も併せて参考にしてください。

　このようにリンパケアを行うと、リンパの流れや血流がよくなり、代謝が活発になります。毒素などの排出を促す効果があります。

　しかし、特別な理由がないのに、ずっとだるさが続いて、いつもと違った症状がある場合は、がまんしないで受診してください。

## ３ ジェルについて

　肌に対する手技でのリンパケアでは、基本的にジェルを使用します。
　頭部以外のリンパケアでは、皮膚にジェルを塗りながら行います。オイルでもいいのですが、肌は薄くてデリケートなので、クッション性のあるジェルを使用することをおすすめしています。

### １ ジェルを使う目的

　ジェルを使う目的の第一は肌の保護です。肌の薄い部分のリンパケアをジェルなしで行うと、シミができたりすることがあります。ジェルを塗るとすべりやすくなるのでケアしやすくなるのと、コリを見つけやすいというメリットがあります。
　ジェルを使わない場合、とくに肌が薄い部分は、肌に虫がとまっているくらいのやさしさでそっとリンパケアするようにしてください。

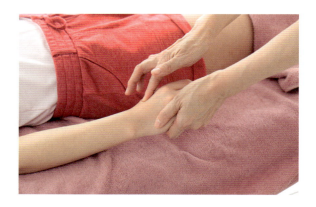

## 2 ジェルで見つかるコリの位置

　ジェルを塗った皮膚の上から指で深く押していくと、硬いところやコリコリしているところがわかります。そこが〈コリ〉です。ジェルを使わないと、コリがなかなか見つかりません。

　色が変わっているとか、押圧(おうあつ)したときにコリコリしているとか、硬いとか、ほかとちょっと違っている部分は、指を深く入れて押すと痛いはずです。こっているから痛いのです。コリがほぐされて柔らかくなると痛くなくなります。

　「冷え、硬い、痛い」はセットになっています。冷えて硬くなっているところはリンパの流れが悪い場所です。そこをほぐしてからリンパを流したほうが効果的です。

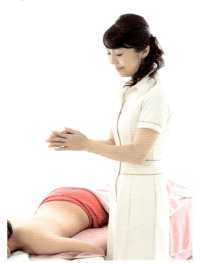

## 3 ジェルを使用するときの注意点

　リンパケアトリートメントでジェルを使用する際は、その都度つけて施術していくようにしましょう。あらかじめ全体に塗ってから施術すると、すぐ乾いてしまうので効率的ではありません。

　ジェルはすぐに乾きますが、濡れると皮膚の表面に残ったジェルが復活することがありますので、乾いた部位にローションをつけるのもおすすめです。

## ④ リンパケアの基本

　リンパの流れは、やさしく施術することでよくなりますが、それだけではコリはなかなか取れません。当協会では、リンパケアの前にまず筋肉をよくほぐします。そのあとにリンパ液を流すケアをします。当協会の経験から、そのほうが即効性があることがわかったからです。

### 1 リンパを「流す」

　当協会では、初めての人にデモンストレーションする際に、頭や顔の半分だけにリンパケアトリートメントをして効果を見ていただきます。この場合も、リンパ流しだけをやっていては時間がかかるので、まず筋肉をほぐします。筋肉をほぐしたあとに、頭から首、肩のリンパケアを3～5分ほど行うと、ほとんどの場合、ケアしたほうの顔は全体的に上がり、目が大きくなり口角も上がります。筋肉をほぐさないと、このような即効性は期待できません。

　ほぐしながら流すと、すぐにコリが取れてしまうこともあります。コリが見つかったら、まずそこをほぐして、それからリンパの流れに沿ってリンパ節に向かって排出していきます。これを「リンパを流す」、または「リンパ流し」と表現しています。

　「筋肉をほぐして、リンパを流す」というのが当協会のリンパケアの基本です。当協会の手技では「筋肉ほぐし＋リンパ流し」を「リンパケア」と呼んでいます。

### 2 リンパの流し方

　リンパ流しは、さするのではなく、リンパ節の方向にしぼっていきま

す。「しぼっていく」というのは、チューブ入りの歯みがきなどを、チューブの後ろのほうから指でしごくようにして中身を出しますが、リンパもそのようなイメージで流します（ジェルを使わないと、指と皮膚の間の摩擦が大きくて指がすべらないので、うまくしぼっていくことができません）。

　リンパ節に向かってしぼったら、そのまま指の力を抜いて、しぼり始めた場所に向けてそっとゆっくり帰っていきます。どの部位でも、最後は近くのリンパ節に流します。これを何度か繰り返します。

### 3 リンパケアは末端から始める

　全身のリンパケアセラピーは、末端（手・足・頭）から始めます。最初にリンパ節や鎖骨下静脈近辺をほぐしておくやり方もあります。ただし、おなかだけ、背中だけなど、一部分のみの施術でも可能です。

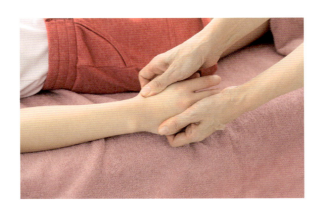

## 5 施術者の心構え

　本書の内容は、ご家族や身近な方を癒して差し上げるためのものです。下記の心構えをお読みいただいて、大切な方との最高の癒しのひとときを得ることを最優先に考えていただければと思います。また、セラピストや治療家がご参考にしていただくことも可能な内容になっています。

### （1）被験者がリラックス
　温度、清潔、香り、施術者の笑顔や態度など、被験者が気持ちよく施術を受けられる環境をつくりましょう。

### （2）被験者が力を抜ける態勢に
　緊張していると無意識に力が入ったりするものです。力を抜いて施術を受けられるようにしましょう。タオルなどで工夫することもできます。

### （3）施術者自身もリラックスして
　とにかく"ゆっくり"と、そして"やさしく"行うことです。力を入れ過ぎたりすると、施術者自身も手や指を痛めてしまう場合があります。

### （4）温かい手で
　温かい手で行うことは大切です。普段から温かい手を用意できるよう、セルフリンパケアを行うなど、施術者自身も健康的な生活を送りましょう。

### （5）被験者がもっとも気持ちいいと感じる圧で
　人はそれぞれ感覚が異なります。また筋肉の疲労具合によっても感じ方が違ってくるものです。被験者が痛がったり、くすぐったいと感じる場合は、無理に行わないようにします。

## 6 リンパケアトリートメントの環境

### (1) 明るさ

やや薄暗いほうがリラックスできます。照明は蛍光灯より、間接照明のほうがおすすめです。被験者が眩しくないように配慮しましょう。仰向けの場合、目の上にタオルをおく方法もあります。

### (2) テレビ、ラジオなど

テレビ、ラジオや、できれば携帯などは電源を切ったほうがよいでしょう。BGM はリラックスできるようなものがおすすめです。

### (3) 室温

被験者は、薄着や裸に近いのと、横になることによりからだのいちばんの発熱装置である筋肉を使わないので、施術者よりも寒く感じがちです。暑すぎず寒すぎないよう、温かく快適であるよう配慮しましょう。

### (4) 清潔感

施術者も、できれば被験者も清潔を心がけるのが基本です。部屋を整理して清潔を心がけ、あらかじめ換気したきれいな空気の下で行いましょう。

### (5) ベッド

施術ベッドがない場合は、お布団や床に座布団を縦に敷いてもいいでしょう。普段、寝るときのベッドは施術しにくいので避けましょう。

## 7 基本の手技

### 1 力加減

　からだは人それぞれ、外部からの刺激の感性が違っており、筋肉のしなやかさ具合もかなり差異があります。もともと外部からの刺激に鈍感な人もいますが、マッサージ慣れしていて鈍感になることがあります。歳を重ねるごとに、若いときよりも鈍感になりますし、筋肉が発達している人や脂肪が厚い人も鈍くなる傾向があります。

　若い人は触られるとくすぐったくなる場合も多いものです。たいして力を入れていなくても、こっている部位は、痛みを感じる場合もあります。

　つまり"人それぞれ"です。したがって、圧の強さはその人がいちばんリラックスでき、気持ちよく感じるものがベストと言えます。

　痛みを我慢すると、筋肉が緊張しますが、それはやりすぎです。

　力を入れすぎるのは施術者にとっても負担になりますので、お互いリラックスして行いましょう。

　また、同じ人でも部位ごとに痛覚は異なります。

　内腿や皮膚の薄い部位は敏感ですし、冷えているところや硬化部位は触っただけで痛い場合もあるので、相手のからだの反応をよく見て行いましょう。

　足がぴくぴくしていたり、力が入っていそうなときは、圧を緩めて行いましょう。

　くすぐったがる人は無理に行わないでください。わきの下や鼠径部など、リンパ節がある部位に限ってくすぐったかったりしますが、その場合はセルフで流してもらうという選択肢もあります。

## 2 押圧

　親指に圧をかけて、一点を押すことです。こっている部分を親指で一瞬押し、そっと力を抜きます。親指を重ねる方法と重ねない方法があります。より圧をかけたいときは親指を重ねます。

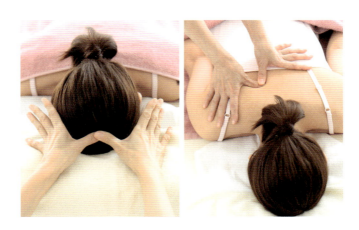

## 3 軽擦

　皮膚の表面を軽くさすります。施術の初めに行いましょう。被験者の状態の把握と、被験者のからだや心の準備にもなります。

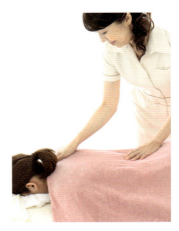

### 4 筋肉ほぐし（ほぐし）

親指または三指、四指でほぐします。または、手でこぶしやカギ、熊手をつくってほぐす場合もあります。

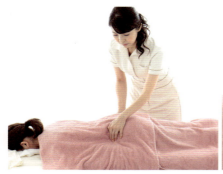
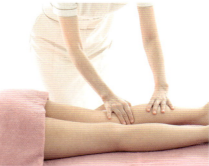

### 5 リンパ流し

リンパ節に向かってしぼるようにして、手を離さないようにリンパを流します。ゆっくりやさしく行います。

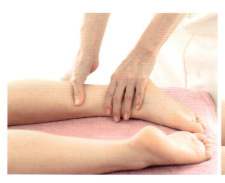
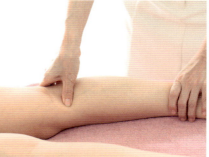

## 8 トリートメントの準備〜その１〜

> **被験者をお迎えするとき**
> （施術を受ける人をここでは被験者と呼ぶことにします）

### 1 セッティングします

- 清潔なタオルをきれいにセッティングしておきます。床に布団を敷いて行う場合も同様です。
- 施術は専用ベッドだけではなく、布団や床で行うこともできます。ただし、布団や床で行うと、施術者自身が腰を痛めてしまう場合があります。
- 寝具用ベッドは施術者が行いにくいので、施術ベッドがない場合は、床の上で行いましょう。
- 被験者は薄着または薄い素材で、すべりのよい服装になっていただきます。

### 2 道具を用意します

- 手鏡：顔のリンパケアにあると便利です。ビフォーアフターの確認に使用します。
- オイル・ジェル：リンパケアの際に皮膚に塗布します。ただし衣服と髪の毛の部分には不要です。
- タオル①：床やテーブルなどを汚さないために用意します。ジェルやオイルなどを床の上に直接置かず、タオルなどを敷いて、そ

の上に置くようにしましょう。
- タオル②：保温のために大きいタオル、衣服や髪を汚さないために、フェイスタオル、日本手ぬぐいやガーゼ手ぬぐいのご用意をおすすめします。

また、おしぼりやウエットティッシュの用意もあると便利です。

ローションは、顔の施術に使いますが、ジェルが乾きやすいため、ジェルを復活させたい場合、顔以外の部位にも使えます。

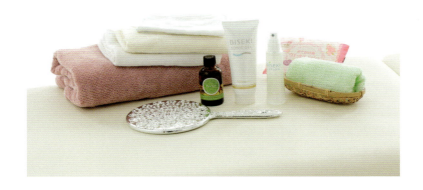

## 9 トリートメントの準備〜その2〜

　準備や施術はおすすめの方法を述べています。手軽にできるのが一番なので、ナーバスにならないようにしましょう。
　手技は、リンパ節の方向や分水嶺を参考にしましょう。
　施術は料理に似ています。スープに、肉や野菜、薬味を入れるとおいしくできますが、全部入れなくてもできます。また、肉だけの場合も野菜だけの場合もあります。
　それと同様、筋肉ほぐしなど下ごしらえがあればより効果的ですが、省略してもリンパケアができないわけではありません。また、手順を全部盛り込まなければいけないということはありません。
　時間があるときに、いろいろ試していただければいいと思います。

### 1 被験者の臥床

　被験者には、力を抜いて寝てもらってください。
　足首のあたりが浮いてしまうようであれば、隙間にタオルなどを入れるようにしたり、胸にタオルを厚くして入れるなど、被験者がうつぶせ

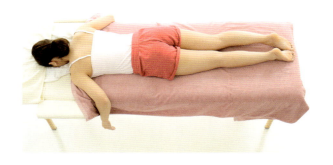

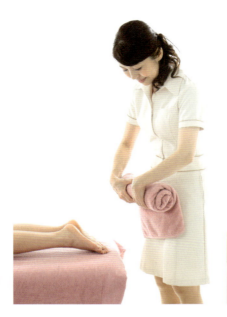
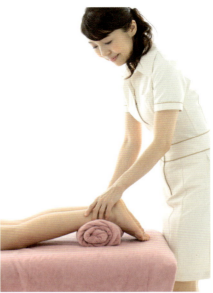

になって辛くないか、配慮してください。
　また、被験者は真っすぐに寝ているつもりでも、その人の筋肉のくせなどで、多少左右にずれている場合もあります。そのときはまっすぐになるように、足を持って調整します。

## 2 タオルかけ

①肩の少し下からおしりのあたりまで、そっとタオルをかけます。

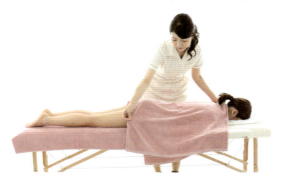

②足先から背中までタオルをかけます。
　施術する部位によって、①と②の手順は逆になる場合があります。

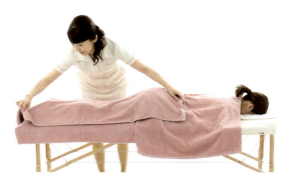

③襟元が寒そうな場合には襟元にもかけます。

## 3 軽擦で被験者のからだの状態を把握する

　軽擦（軽く被験者のからだを大きくさする）をすることで、被験者の筋肉の状態を把握するとともに、被験者の呼吸がととのい、気持ちの準備もできます。

　①タオルの上から背中をさする。

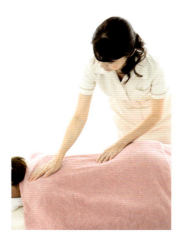

　②臀部も、なでるのではなく、さする。

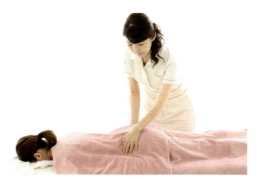

# 第 7 章
## リンパケアトリートメント
## ［実践編］

*Official Approval Textbook for Lymphatic Care*

## 1 リンパ流しの方向を再確認

　準備が整ったら、実際に被験者のさまざまな部位にリンパケアトリートメントの施術を行います。これまでの章で人体の構成や仕組み、リン

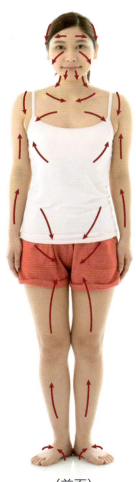

（前面）

パ系、リンパケアの基本を学びましたが、リンパケアトリートメントでもっとも重要なのは、やはり「リンパの流れにそって施術を行う」ということです。

　そこで、もう一度おさらいをしておきましょう。

　人の前面、後面のリンパの流れの基本は写真のとおりです。「どっちの方向だったかな？」と迷ったら、この写真を見て確認しましょう。

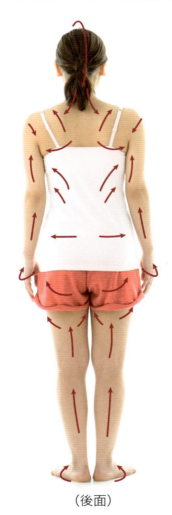

（後面）

## 2 頭部のリンパケアトリートメント

　手足やからだは運動やストレッチができますが、頭部は意識してほぐさないと、筋肉が硬くなるので、血流やリンパの流れまで滞りがちになります。
　悩みやストレス、頭脳労働など、脳の使いすぎでも硬くなります。硬いのは筋肉ですが、ほぐさなければ頭痛にもなりやすくなります。美容面でも影響が出ます。むくんだり、たるみがちになったりするので、頭をほぐしてリンパ流しを行うことはおすすめです。
　顔の施術をする際も、まず頭をほぐしてから行うと、施術効果が高まるのが実感できるので、外せない部位でもあります。
　後頭部にリンパ節があるので（後頭リンパ節）、そこに向かって流します。頭ほぐしのポイントは、手を離さずにほぐすことです。ほぐす位置を変えるときは、ほぐしながら離さずに手を移動させます。

### ■1 頭の形状の把握

やさしく触わります。

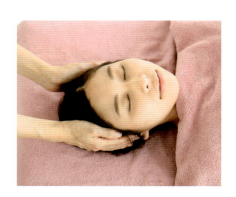

## 2 中心ライン押圧

　親指で頭頂部からセンターラインを押圧していきます。押したあと、手をパッと開くようにします。
※高血圧の人は開かないようにしましょう。

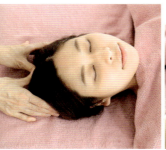 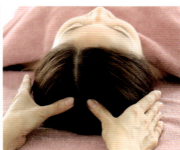 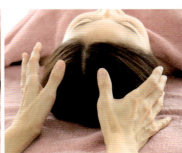

## 3 前頭筋生えぎわほぐし

　髪の生えぎわにジェルを塗り、指をカギ型にして第2関節部分で押します。おでこの真ん中あたりから耳の上あたりまでほぐしていきましょう。生えぎわは、リンパの流れが滞りやすい部分です。強く押すと痛みを感じる人もいますので、やさしく押しましょう。

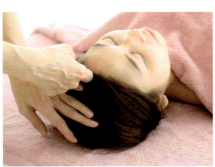 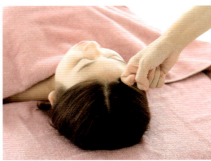

### 4 帽状腱膜ほぐし

頭頂部にある帽状腱膜をほぐしていきます。手のこぶしでも、親指でほぐしてしてもよいでしょう。痛くならないよう、また力を入れすぎないように注意しましょう。

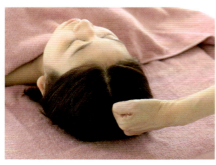 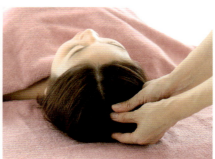

### 5 側頭筋ほぐし

耳の周りにある側頭筋をほぐします。広い範囲を、筋肉をゆすって動かすようなイメージでほぐします。

側頭筋が硬いと、頬のたるみの原因にもなり、ほうれい線が深くなったりするので、よくほぐすと効果的です。偏頭痛や白髪の予防にもなったという報告が多数あります。

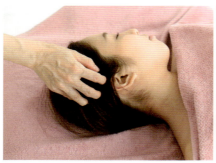 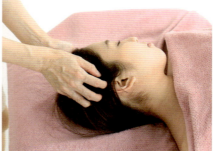

## 6 後頭骨ラインほぐし

うなじ中央の突出部である後頭骨の下の部位の中央に指をあて、上に持ち上げるようにして、下から押圧し、外側にずらして少しずつ押圧していきます。

この部位は硬くなりがちなので、痛みを感じる人も多いのですが、その場合、やさしく行っていれば、だんだんほぐれていきます。さらに脳脊髄液の流れもよくなると考えられています。

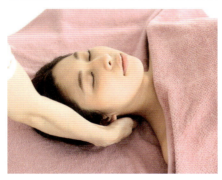
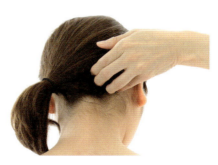

## 7 熊手ほぐし

手を熊手のようにして側頭部を洗うようにほぐします。後頭部まで手を移動させ、しっかりほぐします。

髪の毛がもつれてしまう場合は直接触れるのではなく、薄手のガーゼタオルを使って行う方法もあります。

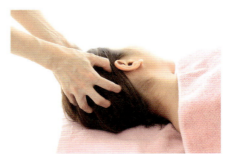

## 8 後頭骨リンパ流し

　頭頂部から、うなじ中央の突出部付近にある後頭リンパ節群と首にある頸部リンパ節に向けて流します。やさしく、しかし手は離さないように流します。手は耳の後ろを通るようにしましょう。

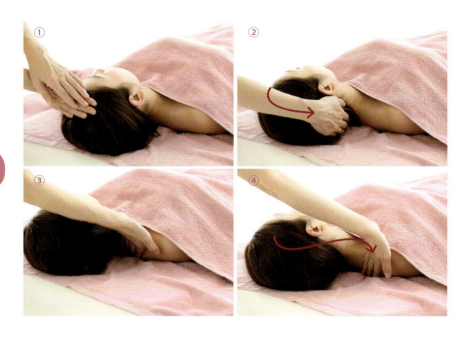

## 9 かき上げリンパケアトリートメント

　手を熊手にしたまま、生えぎわから後ろへ向けて、髪をかき上げるようにして流します。（写真①〜③の順に）

　また、被験者に少し横を向いてもらい、かき上げた指の先は後頭リンパ節だけでなく、さらに奥まで持っていくように流しましょう。

　押して痛みを感じる場所は筋肉が硬いので、その結果リンパが滞っているところです。そこには集中的に施術を行うことをおすすめします。さらに同じ手順で、指先にやや圧をかけて行うと、リフトアップケアになります。

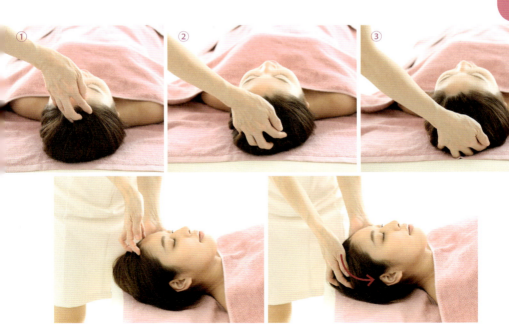

## 3 顔のリンパケアトリートメント

　顔のリンパケアトリートメントは、頭とワンセットにして、頭の施術が終わったら行うようにしましょう。
　顔の筋肉は表情筋と呼ばれているものが多く、約30の筋肉からなっています。無表情でいるとリンパの流れが悪くなります。
　噛み癖や寝方など、左右非対称の動きをよくする、ストレスがあることなどによって、顔の筋肉も影響してバランスが崩れてきます。
　表情筋は、思いのほかこりやすく、こっているところはリンパの流れが悪くなります。血液やリンパの流れが悪いと、水分は細胞に取り入れられなくなり、そのことにより、シワっぽくなります。リンパケアを行うことで、シワの改善が期待できますし、そのような事例は多数報告されています。ただし、適切に行えば、という条件付きですので、自己流ではなく、正しく行ってください。
　水分の摂りすぎはむくみの原因になりますが、リンパケアで改善することができます。シミがリンパケアで改善されたという報告も多数あります。
※顔はとてもデリケートな部分です。皮膚が薄いので、何もつけずに強くこすったりするのは危険です。また、粘膜がある場所は注意して行うようにしましょう。

　顔や首は、熟練していないと他人の施術はかなり難しいので、セラピスト経験のない人やスクールなどで実践したことがない人は、虫がとまるようにやさしく行うか、または、顔から首・肩の章を省略して、ボディや頭の施術に特化してください。また、感染症の人への施術は、リンパケアの禁忌のひとつですので、行わないようにしましょう。

## 1 手の準備

　顔への施術は、きれいな手で行うようにしましょう。とくに髪の毛の施術の際に触れたあとは、清潔な手で行えるよう、手洗いか消毒をおすすめします。

　消毒する場合は、消毒薬臭くないものがおすすめです。手のにおいも気になるものです。また、手が冷たい人は、日ごろから手が温かくなるように、自分自身の体温を上げる工夫が必要です。

## 2 三叉神経節ほぐし

　こめかみにローションを吹きかけます。

　中指にジェルをつけ、ゆっくりとやさしくクルクル回すようにして施術します（次ページ上の画像参照）。こめかみは、側頭部にある「小さな池」のような部分です。やさしくリンパトリートメントを行うと、副交感神経が優位になり、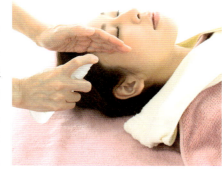眠ってしまう被験者もいます。施術が終わってもなかなか起きない被験者には、こめかみを押すことにより、交感神経を優位にさせるので、自然に起きてもらうことができます。

## 3 こめかみ周辺ほぐし

こめかみの外側斜め少し上をほぐします。怒りっぽい人はこの部分が硬くなり、こりやすくなる傾向があります。

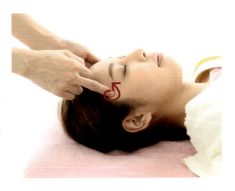

## 4 鼻根筋ほぐし

ジェルをつけながら、中指、または親指で鼻の根元の筋肉をほぐします。行うときは指やジェルが目に入らないように気をつけましょう。

そこから眉の付け根まで上下に指をすべらせるようにします。

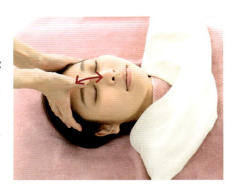

## 5 眉→前頭筋リンパケア

鼻の根元をほぐしたら、眉にそって流すようにほぐします（矢印）。

眉間から眉の終わりに向かって、眉のラインにそってリンパ流しをします。上のほうにずらしていって、髪の生えぎわまで行います。

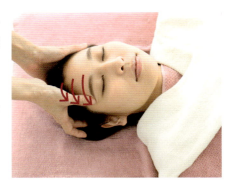

## 6 眼輪筋リンパケア

　目の周りの皮膚の特徴は、次のようなものが挙げられますので、注意して行いましょう。
　①皮膚が薄い（まぶたの皮膚は頬の約3分の1、平均0.6ミリ）。
　②保湿能力が低い（汗腺がなく皮脂腺が少ないため、皮膚のバリア機能が低く乾燥しやすい）。
　③動きが頻繁（1日に2万回ほどまばたきをする）。
　④血管が密細（静脈や毛細血管、リンパ管が皮膚表面に張り巡らされている）。
　⑤血流が悪いと、酸素を持つ血液が途中で酸素を使い果たして黒い色になりやすい。
　この部位の施術を行うことは、血流をよくして、クマの予防が期待できます。この部位はジェルをやや多めにつけたほうが流しやすく、また、皮膚を傷めません。ただし目に入らないよう注意しましょう。
　まぶたのリンパ管の一部は、皮膚表在のリンパ管が深部のリンパ管につながっていて、内側半分は顎下リンパ節へ、外側半分は耳下腺リンパ節に流れていきます。
　目の周りの筋肉を円を描くように内側にぐるぐると回し、そっとリンパを流します。目の周りの皮膚は薄いので、とくにやさしく行いましょう。

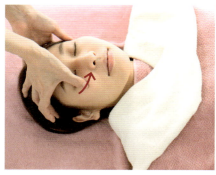 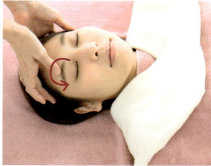

目の周りのリンパを流したら、最後はリンパ節が多く存在する耳の前側に流していきます。

## 7 鼻から耳にかけてのリンパケア

　小鼻の横をほぐします。アレルギー性鼻炎、花粉症など、鼻にトラブルを抱えている人は、ここがこっていることがあります。ほぐしたら、頬骨にそって耳のほうへ流し、また鼻のほうへもどします。小鼻をつぶしたり、シワにならないよう、そっとやさしく行いましょう。このくり返しで口角のほうまで行います。

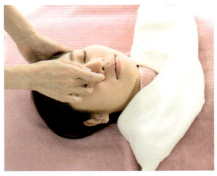
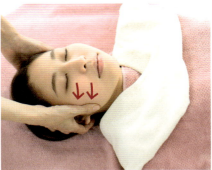

## 8 咬筋・顎関節ほぐし

　咬筋や顎関節周辺をほぐします。顎関節のあたりの筋肉（咬筋）が硬くなっていると、口角が下がってきます。ジェルをつけて、よくほぐします。人差し指をカギ型にし、第1関節と第2関節の間を使ってほぐすとやりやすくなります。あるいは、げんこつをつ

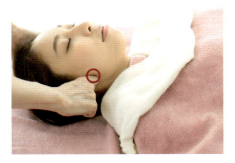

くって、指の第二関節を使いますが、力は入れません。

## 9 フェイスラインリンパケア

咬筋・顎関節をほぐしたら、フェイスラインリンパケアを行います。顔の輪郭にそって、耳の下から顎までほぐします。

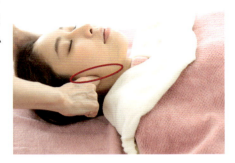

## 10 鼻の下ほぐし

鼻の下をほぐします。鼻の下がこっている人は結構多いようです。歯列矯正や差し歯など、歯の治療をしている人は、ここがこりやすくなっている傾向があります。

必ずジェルをつけて行いますが、狭い部位なので、ジェルが唇に触れる可能性を考慮して十分注意しましょう。ナーバスな施術なので、セルフで行っていただくか、または省略してもかまいません。

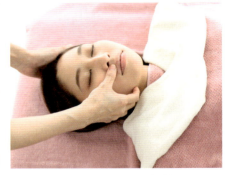

## 11 口輪筋リンパケア

　口の周りを下に向かって円を描くようにほぐします。
　ここもかなりやさしく行います。ほうれい線の上を触るときはとくにやさしく行うように気をつけてください。口角より少し下は、コリがあるので、その部分をほぐします。

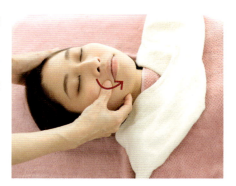

## 12 オトガイ筋リンパケア

　下唇の下から顎の先までのオトガイ筋をよくほぐします。オトガイ筋は、顎先に力が入ると出る梅干しの種のようなシワです。オトガイ筋が衰えると二重顎になり、老けた印象になります。ほぐしたら、顎の先の裏側に流します。
　下唇から顎の先まで上から下に持っていくように行います。手のひらでほぐしてもよいでしょう。

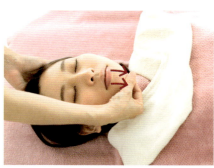
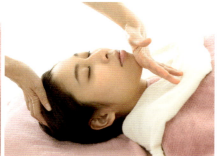

### 13 顎リンパほぐし

　ジェルをつけ、指をカギ型にして、顎から耳に向けて滑らせるようにしてほぐします。

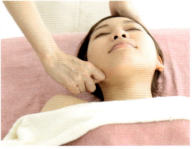

### 14 顎リンパ流し

　顎の深い部分を中心から耳のほうへ向けてそっと流します。このとき、のどに触れないように注意しましょう。温かい手で包み込むように意識して行います。
　このあと、続けて首のトリートメントも行います。

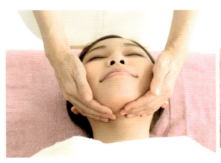 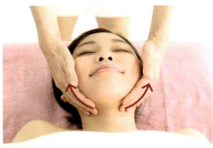

## ❹ 首・肩のリンパケアトリートメント

　首・肩へのリンパケアトリートメントは、片方ずつ行うようにします。とくに首はとてもデリケートな部分なので、ジェルを使ってやさしく行うようにしましょう。顔と同様、プロとしての経験のない人は省略してください。なお、胸鎖乳突筋より前にはのどがあり、苦しくなるのと、皮膚が薄く繊細なので行わないようにしましょう。

### 1 首ほぐしリンパケアトリートメント

　耳の後ろから首にかけて、コリがあれば、ほぐしていきます。強くならないようやさしくほぐします。

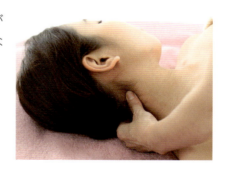

### 2 肩のカーブラインのリンパケアトリートメント

　首、肩のカーブラインをほぐします。肩がこっている人は、このカーブ部分もこっています。
※このとき、胸鎖乳突筋よりも首の内側には触れないように注意しましょう。

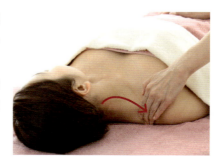

## 3 首から肩甲骨リンパケアトリートメント

首から肩甲骨上部もほぐして流します。肩甲骨上部はこりやすい部位です。

## 4 鎖骨リンパケアトリートメント

鎖骨付近はリンパの最終ゴールです。外側から内側にかけて、指で鎖骨をはさみ、ほぐしたら、ゆっくり流します。

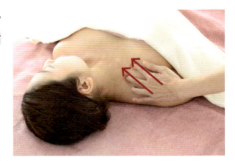

## 5 鎖骨下ほぐし

鎖骨のすぐ下もこりやすいので、ほぐします。そのあとに、その部位と脇の下との間の硬い場所をほぐします。

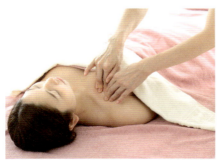
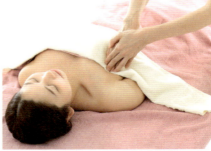

## 6 腋窩リンパケアトリートメント

5でほぐした部位から、指のはらをすべらすように腋窩（脇の下）に流します。

## 7 効果の確認

頭部から顔にかけてのリンパケアトリートメントが終わったら、もう一度、顔を鏡で確認してもらいましょう。

この手技を顔の半分にだけ行ってビフォー・アフターで比較してみると、より効果を実感していただけると思います。

人はみな顔に左右差があるものですが、気になる場所に時間をかけてリンパケアを行うと、筋肉の緊張がとれて、左右差が少なくなり、見た目にも整ってきます。むくみやリフトアップやほうれい線が薄くなる人や、くすみが改善され、肌が白くなる人も多いので、そのあたりも確認してみましょう。

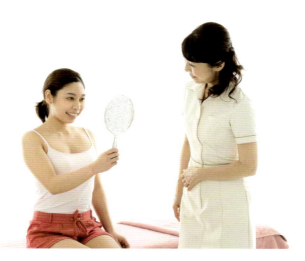

## ⑤ デコルテ・胸のリンパケアトリートメント

　「デコルテ」は女性の首から胸元にかけてを指す言葉として一般的に使われていて、女性らしさや美しさが出る部分ですが、むくみが出やすい部分でもあります。リンパケアトリートメントでむくみをとると、本来の美しさが出て、品よく女性の魅力を引き立てます。

　胸部の筋肉に痛みや、息を吸うと胸が苦しい場合は、筋肉の硬直がある可能性があります。硬くなっているところを見つけてリンパケアを行い、筋肉の硬さをとると楽になります。

　ぜんそくの人は、胸のほか、首、肩、背中にも筋肉の硬化が見られることが多いので、これらの部位のリンパケアをおすすめします。

　がんは、「冷えていて硬い」部位になりやすいと言われていて、胸のリンパケアを行うと柔らかくなって血流がよくなり、乳がん予防などの期待も高まります。

　また、胸を柔らかくすることによって、バストアップする可能性があります。昔より胸が小さくなったという人は、腕やおなか、背中に胸の肉が逃げている可能性が高いので、リンパケアで柔らかくなった胸を下着にきちんとおさめて、定着させましょう。

　とてもプライベートな部分ですので、胸周辺のケアは行いますが、おっぱいそのもののケアはセルフが基本となり、施術者が触れることは当協会では行いません。

　セルフケアについての詳細は『リンパケア検定 2級公式テキスト』116ページをご参照ください。

## 1 鎖骨周辺リンパケアトリートメント

鎖骨と脇の間、腋窩付近をほぐします。鎖骨周辺のリンパケアトリートメントは「首・肩のリンパケアトリートメント」をご覧ください。

## 2 胸腺上下リンパケアトリートメント

胸腺は胸骨の裏側にあります。いわゆる胸の谷間を指先で下から上にたどってゆき、指が落ちる感覚のところまできたら、そのままスタート地点に戻る、をくり返します。

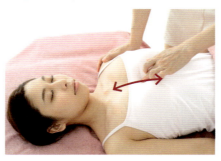

## 3 腋窩リンパケアトリートメント

手のひらか指全体で腋窩に這わせるように流します。

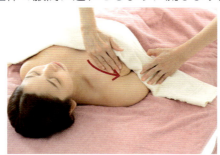

## ⑥ 腹部のリンパケアトリートメント

　リンパ球は腸に多く存在していることが明らかになり、おなか周りのリンパケアは注目を浴びています。
　また、ウエストが気になる、婦人科系が気になる、すぐおなかが痛くなる、緊張しやすい、便秘ぎみ、走ると横っ腹が痛くなる人などへはおすすめの施術です。
　おへそのあたりにはリンパの分水嶺があるので、おへそから上は腋窩リンパ節へ、おへそから下は鼠径リンパ節へ流していきます。

### 1 みぞおちほぐし

　みぞおちの少し上にある骨のきわあたりをやさしくほぐします。指先（人差し指か中指、または三指）をみぞおちに入れて、軽く回してほぐしましょう。
　ストレスが溜まっている人や、腸の調子がよくない人はここが硬くなる傾向にあります。みぞおちを軽く押しただけで痛みがある人、みぞおちに指が深く入りにくい人もいい状態とは言えませんので、気長にほぐしてください。自分でも簡単にできるケアです。
　やさしくほぐすことで、消化器系の調子がよくなることがあります。薄い衣服の上からでもかまいませんが、ジェルを使うことで、こっている部分がわかりやすくなります。

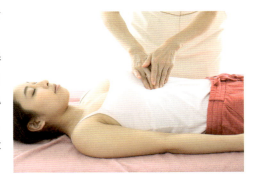

## 2 「ハ」の字ほぐし

肋骨は、あばら骨とも言われていて、両側に12本ずつ合計24本あり、内臓を守る籠のように胸部を取り囲んでいます。肋骨のいちばん下の骨にそって「ハ」の字を書くように内側の上部から外側下部に向かってほぐします。

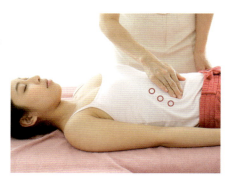

## 3 「ハ」の字リンパ流し

カタカナの「ハ」の字を書くようにして流します。

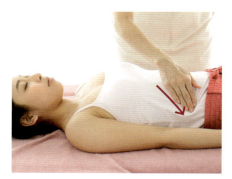

## 4 肋間ほぐし

胸から下の肋骨の骨のきわを、三指で、やさしくゆっくりと背中のほうまで這うようにほぐします。肋骨は骨折しやすい骨なので、気をつけてやさしく行いましょう。

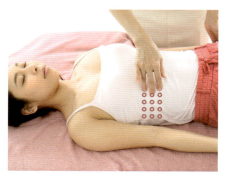

## 5 ウエスト包み込み手技

ウエスト部分を軽く脇に流すことで、ウエストを細くする効果も期待できます。おなかやウエストは意外とむくんでいるものなので、この部分がスッキリするようです。

このとき、手でさするというより、包み込むように行います。お肉をはさまないよう注意しましょう。

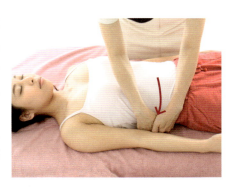

## 6 おへそ周りほぐし

おへその周りを親指、または三指で軽く押圧します。ゆっくりと押していきましょう。全身の力を抜いてやさしく行いましょう。

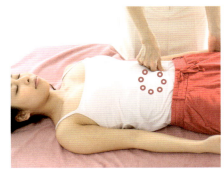

## 7 おへそ周り全体ほぐし

おへその周りを手のひらで円を描くように回していきます。全身の力を抜いてやさしく行いましょう。これを行うと、副交感神経が優位になり、眠くなってくるので、とくに不眠症の人は寝る前に行うことをおすすめします。便秘ぎみの人にもよいでしょう。

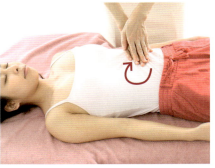

## 8 おへそ上リンパ流し

　ウエスト部分から腋窩リンパ節に向けて流します。おへそから上のリンパは腋窩リンパ節に吸収されますので、腋窩に向かってリンパを流します。

## 9 おへその下ほぐし

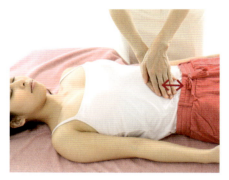

　おへそから下の部分に両手をあて、上下に動かしてよくほぐします。

　体温が高い人でも、おへそから下が冷えていると、冷え性ということになります。

　おへその下は冷えやすく、とくに冷え性の人はこの部分が硬くなっていることが多いようです。ここが冷えて硬くなると婦人科系の病気の原因になることもあるので、よくほぐして温めてリンパ流しを行います。

## 10 鼠径リンパ節流し

　おへそから下は、分水嶺にしたがって鼠径リンパ節に流していきます。おへその周りに手をあてて、円を描くように右回りさせたらそのまま左の鼠径部に流します。続けて、逆回りさせて右の鼠径部に流します。場所的に自分でもやりやすく微妙な部位なので、施術者が行わず、被験者自身に行っていただいてもかまいません。

　冷え性の人は、からだが温まるのでおすすめです。

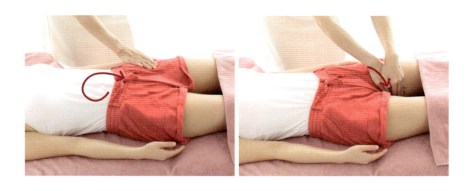

　なお、親しい人への施術ではかまいませんが、そうでない場合は、指先をデリケートな部位の方向に向けないほうが無難です。

## ⑦ 手と腕のリンパケアトリートメント

　指や手首など特定の部位を反復継続的に使うことによる問題を抱えている人は多いようです。筋肉疲労やストレス、出産後や更年期、さらに女性ホルモンのバランスが変化するときにも、エストロゲンの減少によって起こる腱鞘炎などのように、手に何らかの問題を抱えている人も多いものです。痛みが出たらあまり使わないのが無難ですが、そういうわけにもいかないでしょう。そのような人の場合は、筋肉の硬い部位をやさしくほぐしてリンパを流しましょう。

　仰向けになっていただいて行います。うつ伏せの施術で行ってもかまいません。

### 1 手のひらを軽くたたく

　仰向けの状態で行います。タオルなどを使って被験者が寒くないよう工夫して行いましょう。手のひらを2回たたくことで刺激を送ります。「これから始めます」というサインにもなります。

### 2 手のひらほぐし

　手のひらをほぐします。はじめはやさしく押圧します。それからガーゼ手拭いなど、薄手の布ごしに、爪を立てないようにして指を垂直に入れていくと、ほどよく圧がかかり気持ちがよくなるのでおすすめです。

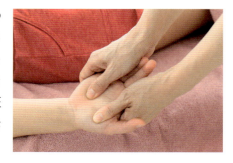

手のひらは「突き出た脳」とも言われており、ストレスが手に表れる傾向にあります。脳はほぐすことができませんので、脳が疲れている人やストレスのある人などは手をほぐすことが効果的です。

### 3 指ほぐしと爪もみ

　1）被験者の指をほぐします。
　2）施術者の親指と人さし指で圧をかけながら何度かほぐします。1本1本ほぐしましょう。被験者の指を施術者が人さし指と中指ではさんで軽く引くという方法もあります。

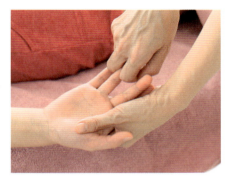

（リンパの流れとは逆ですが、これを行うことによって、血流がよくなります。指の根本から指先に向かって、親指と人差し指でほぐすほうがやりやすければ、それでもかまいません）。
　そして、爪の両脇を親指と人差し指ではさんでもむ、いわゆる「爪もみ」もするとさらに血流がよくなります。

### 4 手の水かき部分のほぐし

　ジェルをつけ、指の股の部分をつまみ、指先側に軽く引っ張ります。

## 5 手の甲ほぐし

　ジェルを使って手の甲をほぐします。骨のきわをほぐし、手の甲を開くようにほぐしていきます。手のひらの側から指を入れて、骨と骨の間をすべらせながら押していきます。

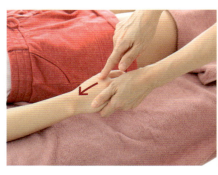 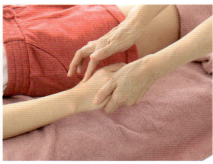

※ジェルはクッションの役割を果たします。肌の保護のほか、コリを見つけやすくなります。またジェルは塗ったあとに広げるのではなく、必要な部分にだけ塗るようにしましょう。乾くのが早いため、広げてしまうとジェルを必要以上に消費してしまいます。

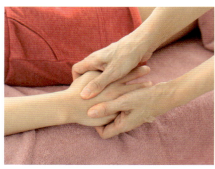 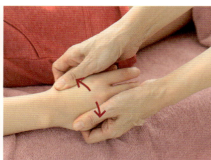

## 6 手首ほぐし

ほとんどの人は、手首にコリがありますので、ジェルを使って、コリを見つけてほぐします。

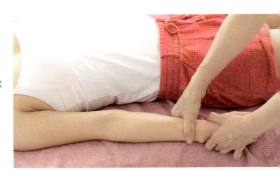

## 7 前腕から上腕の押圧

前腕とは腕の肘から手首までの部分で、前腕筋群とは、手首から肘までの間にある複数の筋肉の総称です。

手首側から前腕筋を押圧し、少しずつ位置をずらしながら脇までの筋肉をほぐすように、軽く押圧していきます。

前腕筋の内側は、指を曲げたり、手を内側に曲げたり、物を握るときに使う筋肉で、屈指筋の部分にあたりますが、この施術はパソコンの使いすぎなどによる疲労に効果が期待できます。

その他の部位もそうですが、ジェルをつけて骨にそってしぼるように流すとコリコリしている部分がわかりやすくなります。それをコリと当協会では呼んでいます。

## 8 肩甲下筋ほぐし

腋窩リンパ節にある深い部位の筋肉をほぐします。くすぐったいと感じる人には行わなくても大丈夫です。

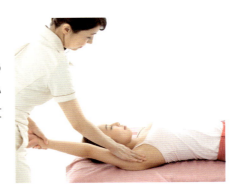

## 9 前腕内側のリンパケアトリートメント

　親指のはらで前腕の内側を手首から肘の裏に向かってゆっくりと押し進めます。肘まで来たら、力を加えずに手首までゆっくり戻します。肘窩（ちゅうか）リンパ節という、肘のリンパ節に向けて流していきます。

　肘までいったら軽く戻す、をくり返します。指または手のひらで行います。

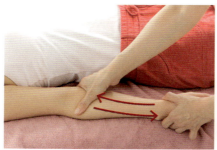
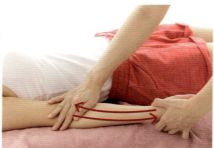

## 10 上腕リンパケアトリートメント①

　手のひらを上に向けて、上腕を肘の内側から腋窩リンパ節に向けてやさしく流します。

　腕の表だけでなく、外側も同様に流します。腋窩に流すのは共通ですが、分水嶺により、内側からと外側から腋窩へいく道が分かれています。

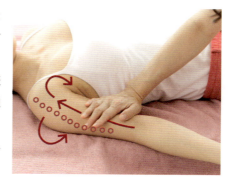

## 11 上腕リンパケアトリートメント②

被験者の肘を曲げて肩の上に手のひらを置いて、肘から腋窩まで角度をつけて、上から下へという具合に流します。

最後に腋窩に流すようにします。

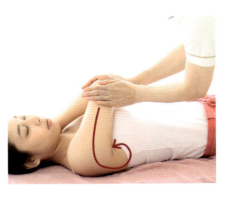

## 12 上肢のストレッチ

手首または前腕をつかんで軽く引っ張ってストレッチして、フィニッシュの合図とします。

施術を行うのがベッドなら、両手を、軽く下におろすようにストレッチをさせてもよいでしょう。五十肩などで肩をあげるのが困難な場合は省略します。無理に行わないようにしましょう。

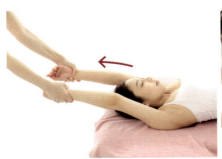 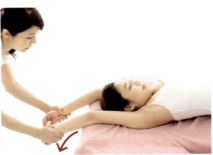

## 8 背中のリンパケアトリートメント

　背中は肩こりや首のコリなどの循環障害によって、疲労感やだるさ等、不快症状が出やすい部位です。
　肩甲骨の内側の菱形筋という筋肉は、ぜんそく患者やスポーツによる疲労の場合も硬くなり、ストレスがあると違和感が出る部位とも言われています。
　背中の筋肉の柔軟さは呼吸に大きく影響します。とくに肩甲骨周りの筋肉は肺に影響しますので、背中の筋肉の緊張がほぐれると呼吸が楽になります。
　きつめのブラジャーによる締めつけがあると、ブラのホック周辺のお肉が段になる、胸の肉が背中に廻りこむなど、見た目にも影響が出る傾向にあります。
　しかし、リンパケアトリートメントを行うことにより、すっきりした背中を作ることが可能です。適宜に行えば、バストアップ効果も期待できます。
　さらに、ウエストのリンパケアトリートメントでは、力を入れなくてもウエスト周辺のむくみをとることが可能です。
　体重の8〜13％ほどの重さがある頭部を支えていられるのは、背筋の力です。背中の筋肉のバランスは個人差がかなりあります。
　背中も毎日の生活環境によって歪みが出やすい場所ですが、自分ではわからないため、人からの指摘がないと気づきにくい部位です。
　施術前に、左右差のバランスをチェックしましょう。また、筋肉のバランスの状態をお伝えすることも大切です。
　背中への施術は、タオルや着衣の上から行っても、直接施術してもかまいません。直接行う場合は、ジェルを使用します。面積が大きいので、量も必要ですので、ジェルだけでなく、オイルを活用するのもよいでしょ

う。オイルは細かく垂らして使用するか、手に塗ってから背中に塗布してゆきます。

　背中のセルフケアは自分で行うのは難しい部分ですので、お互いにケアし合うとよいでしょう。

　背中だけではありませんが、少し押すだけで赤くなる部位があるかもしれません。そこはもともと血流が悪い部分で、施術によって血流がよくなった証です。血流がよくなるということは、リンパの流れ的にも影響が出ますし、からだが温まるということにつながります。

> ※**注意！**
> 　施術は、通常うつ伏せで行います。胸の下や足首の下などにタオルを敷くなど、力が抜けてリラックスできるように配慮しましょう。
> 　なお、高齢者のうつ伏せの場合は短時間にするか、座った状態で行うなどの工夫をしてください。手の力でぐいぐい行わないようにし、やさしく行うようにしましょう。
> 　とくに肋骨の中には折れやすいものもありますので、強くしないように注意してください。

## 1 背中の軽擦

　タオルまたは着衣の上から、片手を被験者の身体に密着させ、やや軽めの圧を均等に加えながら、腰から出発して肩のあたりまでを軽くさすります。背中全体を大きく上下にさする要領で行います。

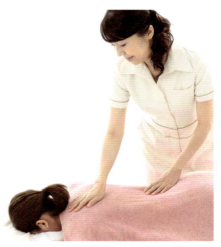

## 2 肩峰ラインプッシュ

鎖骨と連結した肩の外側に指一本入る部位を押圧し、そこから内側に向かって手をずらしながら押圧していきます。

## 3 背骨全体開き

両手の親指を胸椎のきわに置き、押圧してから横に開くようにして、腰まで下げてゆきます。上から下まで全体に行います。

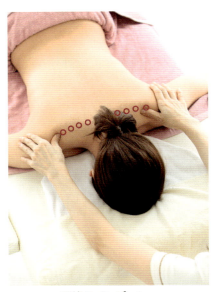

肩峰ラインプッシュ

## 4 親指押圧

背骨（胸椎）のきわに親指をあてて、押圧していきます。位置を下にずらしながら、背骨の下部（腰椎）まで押圧していきましょう。

## 5 オイル塗布

背中にオイルを塗ります。
手にもオイルを塗ります。オイルを指と指の間をこすり合わせて手を温めながら行いましょう。塗布の際は、被験者の筋肉の状態を感じなが

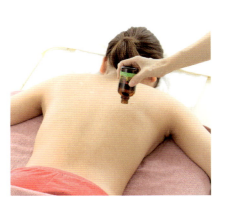

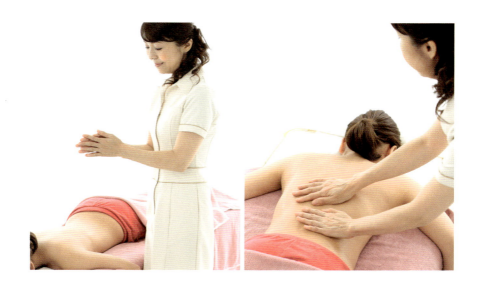

ら行います。
　オイルは、まんべんなく塗布します。

## 6 肩甲骨ほぐし＋リンパ流し＋包み込み手技

　肩甲骨は、肩や腕を動かす際に中心的な役割を果たすため、疲れがたまりやすい部位です。肩甲骨周りをほぐし、肩と腋窩に向けてリンパを流すことで筋肉の疲れやストレスがとれ、呼吸も楽になります。
①肩甲骨の周囲をほぐします。
　このときもジェルを使うと、コリの位置がわかりやすいものです。

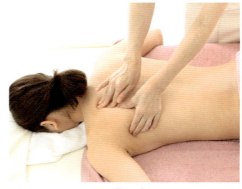

**肩甲骨ほぐし**

②肩甲骨内側から肩に向かってリンパを流します。次に、胸に向かって包み込み手技を行います。触れることが可能な範囲まで手を這わせます。

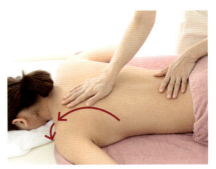

肩甲骨内側から肩へのリンパ流し

## 7 肋骨のきわほぐし

肋骨のきわに指をそっと入れるようにしてジェルをつけながら軽くほぐしていきます。骨折しやすい骨なので、力は入れずにやさしく行いましょう。

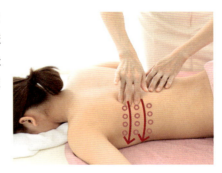

## 8 胸に向かったリンパケアトリートメント

最後は包み込み手技を行います。バストアップの効果が期待できるほか、呼吸が楽になります。

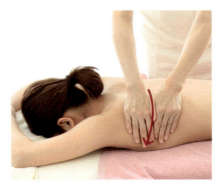

## 9 肩・腋窩に向かったリンパケアトリートメント

　背中の筋肉の疲労がリンパケアトリートメントによって緩和されます。

　リンパ節へ吸収される分水嶺の境界線が、縦のラインはからだの正中線にあり、おへその裏側に横のラインがあります。上部は腋窩に、下部は鼠径部に吸収されます。

　息を吸い込んだときに背中が苦しいという人は、時間をかけて施術しましょう。寝汗にも効果的という報告もあります。

　おへそから上は肩と腋窩リンパ節へ流していきます。手の届くところまで流しましょう。（包み込み手技）

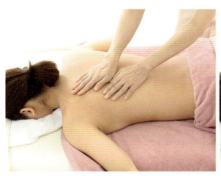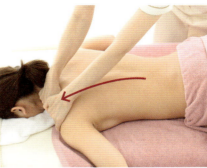

## 10 前鋸筋ほぐし

大きく円を描くように回しながら、両手で前鋸筋をほぐします。このあと腋窩に向かってリンパ流しを行います。

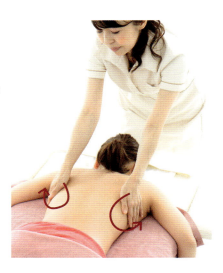

## 11 ウエストから鼠径部のリンパケアトリートメント

腰痛やギックリ腰など、腰に不調のある人は、おへそから下の筋肉が硬い傾向にあります。

からだを後ろに反らすのができない人も、筋肉の硬さが影響しています。時間をかけてケアすると、疲労して硬くなった筋肉が柔らかくなるので効果的です。ウエストの部位を両手で鼠径部へ向けて流していきます。

この際、包み込み手技を行います。くびれができることもありますし、ウエストのむくみの解消にもつながります。軽く行い、ウエストのお肉

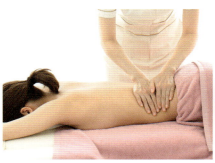 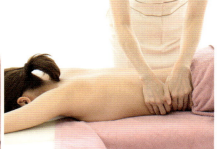

をはさまないように注意します。

## 12 ブレストストローク

　仕上げに、背中全体を泳ぐように軽く圧をかけていきます。
　ブレストストロークとは、平泳ぎのことです。平泳ぎのときの手の動かし方をイメージして、両手を真ん中から外へ向けて円を描くようにしながら圧をかけましょう。（①〜④）

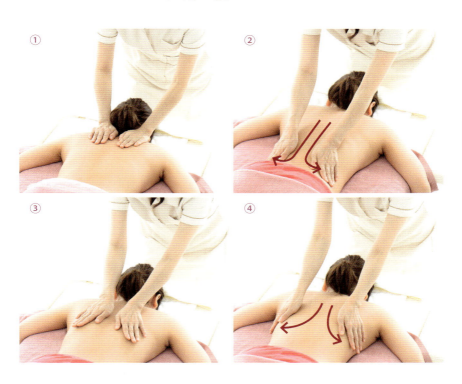

##  足（後面）のリンパケアトリートメント

　足はむくみやすい部位です。立ち仕事の人、ハードな運動をしている人やよく歩く人は、筋肉の疲労で硬くなり、リンパの流れが悪くなっています。

　リンパケアトリートメントでは、硬化した筋肉が回復するので、副交感神経優位になり、よく眠れるようになったり、足の形がきれいになったり、足が軽くなり運動能力も回復したりする傾向にあります。正座ができなかった人が正座できるようになったとか、杖が手放せなかった身内へ施術をしたところ、杖なしで歩けるようになって喜ばれたという報告もあります。

　ケガが原因、または生まれつきのもの以外では、ほとんどが次のリンパケアトリートメントを行うことによって症状が改善していくようです。

　リンパケアトリートメントは遠いところから行うので、足の末端から始めて、鼠径リンパ節まで流しますが、あらかじめ鼠径リンパ節をほぐしてから行っても間違いではありません。

　着衣で行う場合は、ジーパンなど厚みのある布は不向きです。薄くてすべりのいいものが適しています。

　足は背中と同様、面積が広い部位なので施術用のオイルを加えてもよいでしょう。

　最初に行ったほうの足と、施術していないほうの足を見比べてみると、施術を行ったほうが見た目がすっきりとしてきれいになることが確認できますし、軽く感じていただけるはずです。

### 1 タオル準備

　片足ずつ行います。施術を行わないほうの足は冷えるので、必ずタオ

ルなどをかけて寒くならないようにしておきます。

　施術を行う際は、被験者の力が抜けている状態がいい状態です。うつ伏せ時に足首が浮いている人への施術は、タオルなどを浮いている下にあて

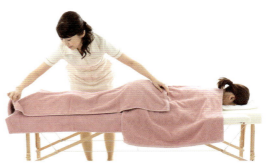

るだけで力が抜けます。場合によっては、胸の下などにタオルをあてるほうがいい場合もありますので、いろいろと試してください。

## 2 足の裏ほぐし

　足裏をほぐします。素足に直接行う場合は、消毒しても失礼ではありませんが、ひと声かけましょう。

　指を立てずに押圧します。指で垂直に押圧する場合は、爪があたらないようにタオルや靴下などの上から行うほうが無難です。被験者が気持ちいいと感じるくらいの圧で行い、とくに気持ちがいいと感じる部位や、他の部位と感覚が違う部位を重点的に押していきます。とくに胃が疲れている人は、土踏まずの内側が硬くなる傾向にあるので、ほぐすと気持ちよく感じるものです。

　かかとがカサカサしている人は、婦人科系の衰えと言われていますので、かかとを重点的にほぐします。毎日セルフで行った結果、かかとの乾燥がなくなったという報告もあります。

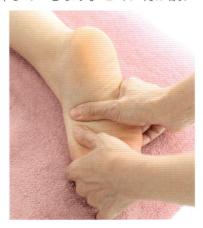

## 3 足裏から甲に向けてのリンパケアトリートメント

足裏のリンパケアトリートメントでジェルを使用する場合、入浴時にはすべりやすくなるので、被験者には気をつけてもらうように申し添えましょう。

ジェルを適宜塗りながら、かかと、土踏まず、足指から土踏まずに集めるようにしてリンパを流していきます。かかとが硬い人や白くなっている人は、とくに念入りに行いましょう。さらに、土踏まずから足の甲に流します。足の裏を縦半分に分けて、真ん中から左右に分かれて足の甲側にリンパを排出します。

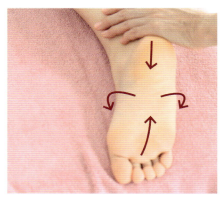

かかとにも同様に行います。このときもジェルは適宜塗っていくようにします。ほぐしながら、土踏まずに向けて流していきます。

## 4 くるぶし周辺ほぐし

内くるぶしと外くるぶしの周りをクルクルと回すようにほぐします。関節は、リンパケアの際のポイントとなる部位です。

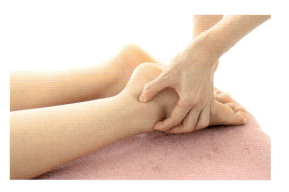

## 5 足首ほぐし

足首をほぐします。親指にジェルをつけて、慎重に手探りするとコリは見つかります。

本書で言うコリは、皮膚にやや圧をかけるとコリコリして手がとまるようなものを指しています。筋肉の硬さがとれるので、足首が柔軟になります。

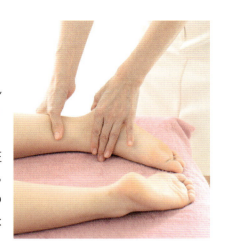

## 6 ふくらはぎから膝窩へのリンパケアトリートメント

膝窩リンパ節へ向けて、チューブをしぼるようなイメージで流します。筋肉の硬さをほぐしながら行うとよいでしょう。

流すスピードが早くなりがちなので、意識してゆっくりやさしく流します。しぼるように流していくと、途中で手が止まる部分が見つかることがあります。そこは筋肉が疲れている部分なので、やさしくほぐしてから流しましょう。冷えている人ほど痛みを感じやすい傾向にあるので、その場合は圧をゆるめましょう。だんだんとほぐれていきます。

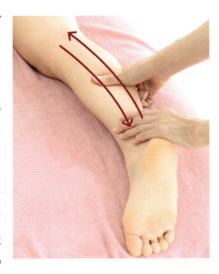

## 7 流れを足首に向けてもどす

　膝窩リンパ節まで流したら、そっと足首に向けてもどします。このとき、手は足から離さないようにします。
　膝窩リンパ節の少し上まで流してから、もどすようにします。もどすときはさらにやさしくもどすようにしましょう。これを数回くり返します。このときの手技は、片手でも両手を使ってもかまいません。

## 8 膝窩リンパ節3点プッシュ

　リンパ節の周りをほぐします。①膝窩の下、②膝窩、③膝窩の上の3カ所をそっと内側から外側に向かって押圧しましょう。ここは強く押すととくに痛みを感じやすい部分なので、やさしく行います。

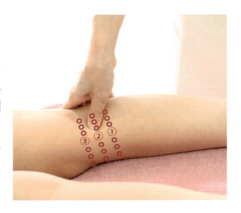

## 9 太腿から鼠径部に向かったリンパケアトリートメント

　もっとも筋量の多い部位で、ここが疲れると神経痛や冷え性になりやすく、膝の痛みもほとんどがここの硬さからくると言われています。
　膝窩から臀部に向かって、ジェルとオイルを使って手のひらでやさしい圧をかけながら、しぼりながら流す手技をくり返します。
　また、セルライトがある人は、リンパの流れを悪くする一因にもなります。セルライトは簡単にはとれませんが、この部分のリンパを流すことで改善につながることもあります。あくまでやさしく行います。
　リンパの分水嶺にのっとった施術を行います。大腿部の外側は、鼠径

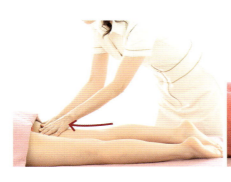 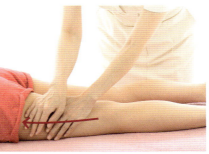

リンパ節に向けて流します。大腿部の内側は敏感な部分ですので、やさしく行いましょう。圧の強さは大腿部内側にいくほど圧は徐々に弱めていきます。

## 10 大腿部の前腕スライドリンパ流し

　大腿部などは、腕の面積の広い部分を使って行う「前腕スライドリンパ流し」という方法もあります。圧をしっかりかけたいときに行います。ただし、床で行う場合はやりにくく、施術者の負担が大きくなるので、無理にこの方法で行う必要はありません。

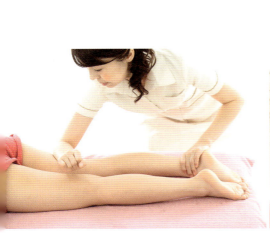 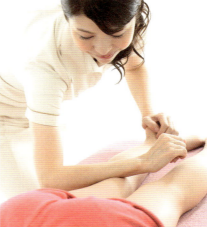

## 10 臀部のリンパケアトリートメント

　臀部のリンパケアトリートメントは、足の裏側の施術からの流れで行うとスムーズです。
　臀部は、座り仕事などをしている人や女性の場合はとくに、冷えて硬くなっているのでリンパの流れが滞っている傾向にあります。
　また臀部は、とてもプライベートな部分でもありますので、タオルやズボンなど、布ごしに行うようにします。

### 1 軽擦

　手のひらでさするように軽擦します。なでまわすと、被験者側は気持ちが悪く感じるので注意しましょう。

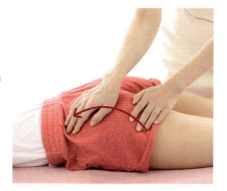

### 2 うつ伏せおしり叩き

　うつ伏せの状態で、おしりをトントンと叩いていきます。
　小指側の手の側面で軽く叩きます。空手チョップのようにして、トントンと叩きます。筋肉が柔らかくなると血流がよくなるので、体温が上がりリンパ液の流れがよくなります。

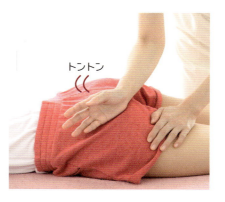

## 3 仙骨ほぐし

　仙骨のきわはコリが生じやすいので、三指またはこぶしで軽くほぐします。仙骨をつかむようにして指でほぐしても、指をカギ型にしてほぐしてもいいですし、こぶしで仙骨の上を軽く押すようにほぐしてもいいでしょう。

　被験者に強いとか痛いと言われた場合はやりすぎですので注意しましょう。弱く行っても被験者の筋肉が硬い場合はとくに痛く感じるものです。ほぐれると痛みは感じなくなります。ここをほぐすことで生理痛が楽になったという人もいます。

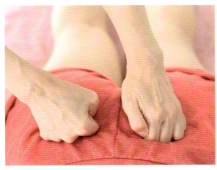
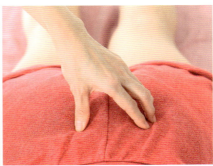

## 4 渦巻リンパケアトリートメント

　手のひらでおしり全体を渦を巻くようにグルグルと回しながら流します。

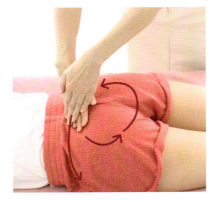

## 5 リンパ流し＋包み込み手技

臀部のリンパ液の大半は、鼠径リンパ節に流れていきます。
両手で臀部の脇をそっと包み込むようにして流していきます。

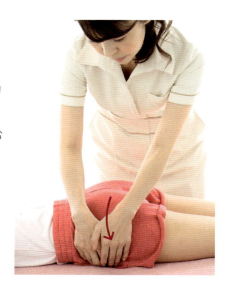

## 6 足首バタフライ

両足首を持って、かかとで臀部を軽くトントンと叩くように押してフィニッシュとします。足首も柔軟になり、クルクル回るようになります。
かかとがおしりに届かない人も多いので、無理に押さないようにしましょう。腰が悪い人には省略しましょう。

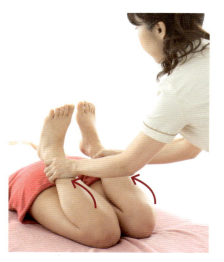

## 11 足（前面）のリンパケアトリートメント

　ふくらはぎや大腿部のあたりは、施術の際に痛みの出やすい部位です。被験者が痛みを感じていないか気を配り、着衣でない場合はオイル、ジェルはたっぷりと使いましょう。少ないと、肌がつれてお互いに違和感があります。タオルは半分だけかけて準備します。
　着衣で行う場合は、薄いすべりのよい服がおすすめです。
　なお、施術もいいのですが、併せて、リンパ体操もすすめてください（「リンパケア検定公式テキスト2級」148～150ページ参照）。

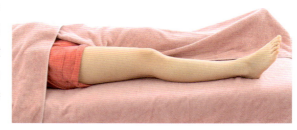

### 1 足指開き

　指の間を開きます。足先が窮屈な靴などを履いていると、指が開かずにくっついて、指が重なって歩きにくくなることもあります。
　5本指靴下を履く、足を意識的に開いてみたり、足のグーチョキパー体操をするなど、普段から足の指の間を開くようにしたほうが、リンパの流れがよくなり、また、歩行困難の予防にもなります。

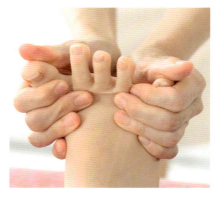

## 2 足指の股ほぐし

　被験者の足指の間に施術者の人差し指を入れて、奥と手前に行ったり来たりをします。足指の根元を親指と人差し指でつかんでしごく方法もあります。隠れている部位はリンパの流れが悪くなりがちなので、このような部位の施術はとくにていねいに行います。

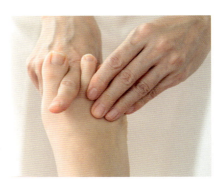

## 3 足指抜き

　指を1本ずつじわっと引っ張るようにして抜きます。血流もよくなります。

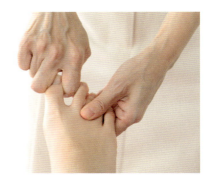

## 4 水かき引っ張り

　指と指の間の股の部分はリンパ管の多い場所ですが、隠れているので普段意識してセルフケアする人が少ない部位でもあります。指の股を、じわっと上に引き上げます。ジェルはここから使うことをおすすめします。足裏側から指を入れてケアする方法もあります。

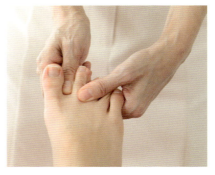

## 5 足の裏ほぐし＋リンパ流し

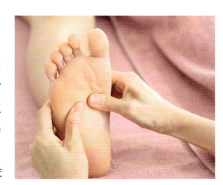

からだのいちばん下にあり、むくんだり硬くなったりする足裏をほぐします。とくに土踏まずをほぐすことは、むくみをとるのに効果があります。

足裏にもリンパ管があり、土踏まずから足の甲にリンパが流れています。指側からと、かかと側から土踏まずに流して、さらに足の甲にリンパ流しをしてリンパ液を排出します。足の裏側の施術のときに行っていれば省略してもかまいません。うつ伏せからのほうがやりやすい手技です。

## 6 足の甲ほぐし＋甲ひらき

足の甲に凹凸がなく、血管や骨などが見えにくい人はむくんでいます。
　足の甲の骨のきわを、押圧しながら縦にほぐします（①）。指と指の延長線上にあるくぼみを、指側にくるくると小刻みに回すようにほぐすのも効果的です（②）。このとき、ジェルを使って甲を開くとコリが確認でき、頻繁に行うことで、見た目にもすっきりします。

①
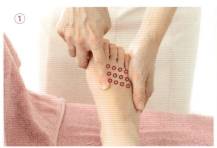

②
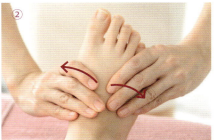

### 7 くるぶし前ほぐし

くるぶしの周りはリンパの反射区とも言われています。くるぶしの前（甲側）、つま先側のへこんでいる部分をつまんで、軽く上に引っ張り上げるようなイメージで、左右に軽く振りながらほぐします。

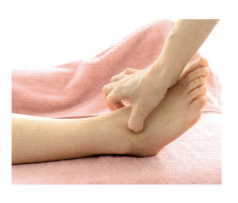

### 8 足首・すねほぐし＋リンパ流し

足首をほぐします。足首のコリは、ほとんどの人に見られますが、コリのある場所はリンパが滞りやすい傾向にあるので、よくほぐしましょう。とくに、足首の少し上の中心付近と、脛骨(けいこつ)のきわが硬くなる人が多いようです。コリを見つけてほぐすためにも、ジェルを使うことをおすすめします。

ジェルをあらかじめ塗ってしまうと乾きやすいので、その都度ほぐす指にのせながら施術します。脛骨のきわを、膝のほうまでほぐしていきます。

ジェルをつける前に、骨をつかみ、離す動作をくり返しながら、足首から徐々に膝までずらしてゆくのも、筋肉がほぐれやすい方法です。その場合は、やさしく行いましょう。

## 9 鵞足ほぐし

鵞足は膝の内側にあり、縫工筋（膝を伸ばす筋肉）・薄筋・半腱様筋（膝を曲げる筋肉）の3本の腱がすねの骨に付着している部位です。複数の腱が付着しているので、疲労しやすい部位です。

鵞足は、へこんでいて押すと痛い部位なのですぐにわかります。痛いということは、硬くなっているので、やさしくほぐしてください。痛みが出やすい部位なので、痛くない範囲で行ってください。

## 10 膝蓋骨ほぐし

膝蓋骨の周りをやさしくほぐします。動きが悪い人でも、頻繁にほぐせば、動きがよくなります。

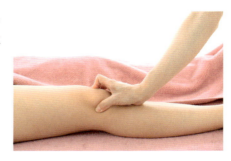

## 11 足首・すねのリンパ流し

　足首から膝に向かって流していきます。手のひら全体で、膝に流してもどす、をくり返します。ある程度流したら、足の内側と外側から膝窩リンパ節に向けて流します。

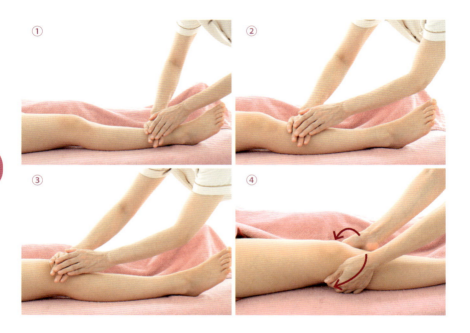

## 12 仰向けふくらはぎリンパケアトリートメント

　ふくらはぎも同様に膝窩リンパ節に向けて流していきます。
　被験者の体重をうまく利用しながら行うため、力を抜いていただくようお願いしましょう。この場合も、流してもどす、をくり返します。うつ伏せの体勢ですでに行っていたら省略してもよいでしょう。

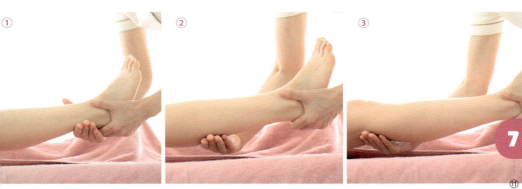

## 13 大腿部から鼠径部に向かったリンパケアトリートメント①

　大腿部の筋肉に硬化があると、リンパ流しだけではあまり効果があらわれにくいものです。硬化した部分があれば、手のひらでやや圧をかけながら、大腿部を押して、硬く痛みがある部位がある場合は、そこをよくほぐすと筋肉が柔らかくなります。痛みがある場合はやさしく行ってください。
　大腿部を、手のひら全体を使って上に向かってしぼるようにリンパを流します（次ページ写真①②③）。鼠径部までしっかりと流します。鼠径部まで行ったらもどす、を数回くり返します。

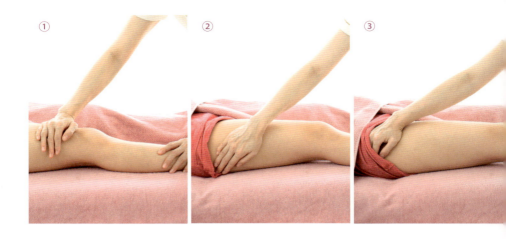

　神経痛や足が疲れたとき、冷えたときにこの部位が硬くなります。オイルをつけて行うのがおすすめです。着衣の場合は、直接行う場合よりも、多めに行ってください。

　スピードが速くなりがちなので、ゆっくり行いましょう。痛みがある場合も、何回か行えば筋肉がやわらかくなるので、痛みを感じなくなります。

## 14 大腿部から鼠径部に向かったリンパケアトリートメント②

　被験者の膝をもって、落ち着きのいい体勢の場所に片足を折っていただきます。

　膝から出発して鼠径部にあるリンパ節にリンパ流しを行います。このとき、鼠径部に指先を向けるのではなく、小指側の側面を向けて流すようにします（次ページ写真①〜⑥）。指の方向は、プライベートな部位の施術の際は注意しましょう。

　鼠径部に行ったら軽くもどします。これをくり返します。手は、行きも帰りも離さないようにします。外側はやや強く、中側は少しゆるめ、そして内側に移るにつれてやさしく行うようにしましょう。施術は片手

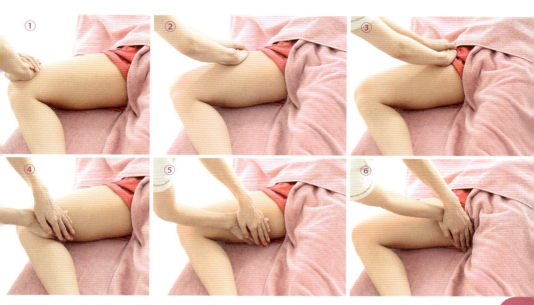

でも両手で行っていただいてもかまいません。

## 15 鼠径部研ぎ

歩行時に重要な筋肉が硬くなると、足が上がらなくなるのでつまずきやすく、転びやすくなります。

片方の大腿部を開いた鼠径部内側の硬い部位を探し、手の小指側の側面を密着させ、股関節に向けて研ぐようにして押して引きます。これをくり返し行うことで、足を上げるときに軽く感じられるようになります。

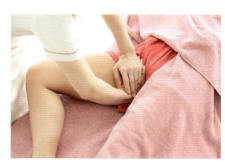

## 16 鼠径リンパ節プッシュ

鼠径リンパ節を押します。鼠径リンパ節は、ビキニラインのあたりにあります。とても敏感な部分なので、そっと押すように、また、場所を間違えないように慎重に押しましょう。

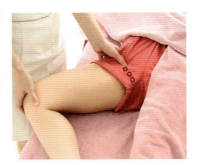

## 17 鼠径部リンパ流し

鼠径リンパ節を、ビキニラインにそって外側から内側に向かって流します。冷え性の人は、ここを流してあげることで症状が軽減されることがあります。

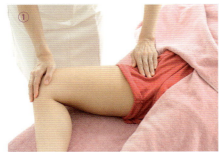

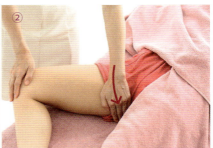

## 18 足の施術のフィニッシュ

両足を真っ直ぐにもどし、片足ずつ腿から足先まで両手で手前に軽く引っ張りながら足先まで抜けていき、フィニッシュの合図とします。

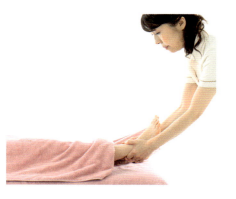

## 12 その他の手技

ひと手間かけることで、被験者がリラックスできる技を紹介します。

### 1 背中：Ｖ字すべり

人差し指と中指で「Ｖ」の字を作り、背骨のきわをはさんで、上から下へおろしていきます。このときも、被験者のからだの状態を感じとってください。また被験者も、こっているところなど、ご自身のからだの状態を把握することができます。

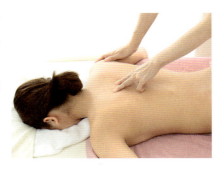

### 2 足：太ももドスコイ

足（後面）の施術のときは、リンパ流しをする前に、手根（手のひらの手首側の部分）を使って、少し体重をかけながら大腿部の外側を押圧します。

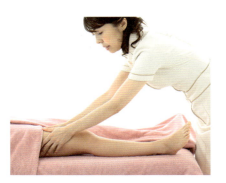

# 練習問題

*Official Approval Textbook for Lymphatic Care*

### [4択問題] ひとつだけ選んでください。

**1** 循環器系には血管系と、もうひとつ何がありますか？
① 神経系
② リンパ系
③ 泌尿器系
④ 呼吸器系

**2** 小腸で吸収され、肝臓を経ないで全身に運ばれる物質は？
① 酸素
② 脂肪
③ ヘモグロビン
④ 水分

**3** 腸管の近くを流れるリンパは白く濁っています。そのため何と呼ばれていますか？
① 白濁
② 白血球
③ 乳び
④ たんぱく質

**4** リンパ管のうち、もっとも細い毛細リンパ管は、何本も集まることで何と呼ばれるものになりますか？
① リンパ節
② 集合リンパ管
③ 胸管
④ 鎖骨下静脈

5 リンパ節は全身にいくつあると言われていますか？
① 100 〜 300 個
② 600 〜 800 個
③ 1500 〜 2000 個
④ 10000 〜 30000 個

6 リンパ節で、体内に侵入してきた細菌を処理するものは何ですか？
① ヘモグロビン
② キラー細胞
③ マクロファージ
④ パイエル板

7 一次リンパ器官に含まれるのは、次のうちどれですか？
① 骨髄
② 扁桃
③ 脊椎
④ 胸管

8 二次リンパ器官に含まれるのは、次のうちどれですか？
① 脾臓
② 肝臓
③ 胸腺
④ 乳腺

9 3種類ある白血球は、単球とリンパ球ともうひとつは何ですか？
① 好塩基球
② 顆粒球
③ 赤血球
④ 淡蒼球

**10** 右上半身、右上肢、右側の胸壁などのリンパが集まるリンパ管は何と言いますか？
① 右リンパ本幹
② 胸管
③ 鎖骨下リンパ本幹
④ 浅リンパ管

**11** 頭頂部や後頭部表層のリンパが流入するリンパ節は何でしょうか？
① 耳下腺リンパ節
② オトガイ下リンパ節
③ 顔面リンパ節
④ 後頭リンパ節

**12** 腋の下の脂肪細胞の中にあるリンパ節は何ですか？
① 膝窩リンパ節
② 顎下リンパ節
③ 肘窩リンパ節
④ 腋窩リンパ節

**13** へそから下、足の付け根あたりのリンパが集まるリンパ節は何と言いますか？
① 腹腔リンパ節
② 膝窩リンパ節
③ 鼠径リンパ節
④ 腸管リンパ節

**14** 膝の後ろにあるリンパ節を何と言いますか？
① 肋間リンパ節
② 前縦隔リンパ節
③ 腋窩リンパ節
④ 膝窩リンパ節

**15** 胸壁の後面にそって位置する、エンドウ豆ほどの大きさのリンパ節を何と呼びますか？
① 肺門リンパ節
② 肋間リンパ節
③ 胸骨リンパ節
④ 心臓リンパ節

**16** コリを見つけやすくするために使うアイテムは何ですか？
① ジェル
② オイル
③ タオル
④ タルク

**17** ジェルを使う第一の目的は何ですか？
① 施術者の手の保護
② 被験者の肌の保護
③ 消毒
④ 血流をよくする

**18** 頭部に施術を行う際、頭蓋骨の真上にある頭頂部周辺の部分をほぐしますが、この部分を何と言いますか？
① 僧帽筋
② 肩峰ライン
③ 帽状腱膜
④ 脳頂

**19** 髪の生えぎわはリンパが滞りやすい部分です。ここを押圧するとき、どのようにするのがとくに効果的と思われますか？
① 指のはらで押圧する
② 指をカギ型にして押圧する
③ ５本の指すべて使って押圧する
④ 手のひらで押圧する

20 かき上げリンパケアトリートメントを行う際、手はどのような状態にしますか？
① げんこつ
② 熊手
③ じゃんけんのチョキ
④ 手の甲側を使う

21 顔の施術の際、三叉神経をほぐしますが、その目的は何ですか？
① 眠気を覚ますため
② 自律神経のバランスを調整するため
③ 香りでリラックスしてもらうため
④ 偏頭痛の予防

22 女性の首から胸元にかけての部分を指す言葉として一般的に使われており、フランス語で「襟ぐり」を意味する言葉は何ですか？
① デフォルメ
② ディテール
③ デコルテ
④ デコンプ

23 手のひらはストレスが現れやすい部分ですが、別名何と呼ばれていますか？
① 第3の脳
② 隠れた脳
③ 突き出た脳
④ 触れる脳

**24** 前腕筋内側と外側のリンパケアトリートメントを行う際、どのリンパ節に向けて流しますか？
① 肩
② 肘
③ 胸
④ 腋

**25** 肋間下へのリンパケアトリートメントを行う際、肋骨のいちばん下の部分に文字を書くようにして手を動かします。その文字は何ですか？
① へ
② 8
③ ハ
④ ロ

**26** へそから上は腋窩リンパ節へ、下は鼠径リンパ節へ向けて流します。これはリンパの流れがへそ周辺で分かれているためですが、この分かれ目を何と言いますか？
① リンパの分岐点
② リンパの緩衝地帯
③ リンパの境界線
④ リンパの分水嶺

**27** 背中へのリンパケアトリートメントの仕上げを行う際、肩と腋窩のリンパ節へ流していきますが、このとき手はどのように動かしますか？
① 片手で小さな円を小きざみにまわす
② 両手でしぼるようにして流す
③ 両手で押圧するようにして流す
④ 両手で強くさするようにして流す

**28** 足裏をほぐす際、被験者が痛みを感じないようにするために、施術者が気をつけておくべきことは何ですか？
① 必ずジェルを使う
② 爪を立てないようにする
③ オイルを使う
④ 軽くさするにとどめる

**29** ふくらはぎから膝窩へ向かったリンパケアトリートメントを行う際、どのようにして流しますか？
① 研ぐようにして流す
② 円を描くようにして流す
③ チューブをしぼるようにして流す
④ 強く押圧しながら流す

**30** 臀部のリンパケアトリートメントを行う際、リンパはどこのリンパ節に向けて流しますか？
① 鼠径リンパ節
② 腋窩リンパ節
③ オトガイ下リンパ節
④ 後縦隔リンパ節

## [○×問題] ○か×で答えてください。

1 リンパ管は、動脈・静脈に並ぶ「第3の管」と言われることがある

2 リンパ液にはリンパ球やリンパしょうなどの液体成分が含まれる

3 リンパ管を通って運ばれたリンパ液は鎖骨下静脈から動脈に流れ込む

4 リンパ節で抗原反応を起こさせるのはマクロファージである

5 骨髄で生成されたリンパ球は乳腺でT細胞に成熟される

6 パイエル板は、小腸の粘膜下にある集合リンパ小節の一種である

7 リンパ球は白血球の約96.5％を占めている

8 リンパ球は、T細胞、B細胞、NK細胞に区分されている

9 上肢や胸部の表在リンパ管が集まるリンパ本幹を鎖骨上リンパ本幹と言う

10 顎下腺の近くにあり、顔面、まぶた、口腔、鼻腔、舌、顎、歯、口唇などのリンパを集め、深頸リンパ節に送り込むリンパ節をオトガイ下リンパ節と言う

11 深前頸リンパ節は、頭頸部のすべてのリンパを集めて頸リンパ本幹に送り込む、頭頸部領域でもっとも重要なリンパ節群である

12 上肢や胸、胸壁、乳房、上腹部、背中の一部からのリンパを集めるリンパ節を腋窩リンパ節と言う

13 鼠径部にあるリンパは、触診はできない

14 つま先から膝にかけてのリンパを集める膝窩リンパ節には、上膝窩リンパ節と下膝窩リンパ節がある

15 腹腔リンパ節は、食道下部、胃、十二指腸、肝臓の一部、膵臓、脾臓などからのリンパを集めている

16 リンパケアトリートメント後に眠くなったりだるくなったりする場合は、体質に合わないため直ちに中止する

17 からだの冷えて硬くなっているところはリンパの流れが悪くなる傾向にある

18 筋肉をほぐす前に、リンパ流しを行うのは効果的である

19 鼻から耳にかけてのリンパケアを行うと花粉症が緩和されやすい

20 施術者は、被験者が気持ちよく施術を受けられる環境を作るよう心がける

21 施術ベッドがない場合は、布団や床に座布団を縦に敷いたり、普通に寝るときのベッドなどを使用する

22 耳の周りの前耳介リンパ節をほぐすとほうれい線が目立たなくなるので、よくほぐすとよい

23 親指で頭頂部からセンターラインを押圧していく際、押したあと、手をパッと少し開くようにする手技があるが、高血圧の人の場合は開かないようにする

24 側頭筋ほぐしを行うと、頭痛の緩和が期待できる

25 手が冷たい施術者は、日ごろから手が温かくなるように、自分自身の体温を上げる工夫が必要である

26 胸鎖乳突筋つかみは、歯周病の予防につながる

27 ぜんそくの人には、胸、首、肩、背中のリンパケアトリートメントをおすすめする

28 みぞおちほぐしは、指先（人差し指か中指）をみぞおちに入れて回してほぐす

29 ウエスト部分の包み込み手技を行い軽く流すだけでも、ウエストを細くする効果が期待できる

30 大腿部のリンパケアトリートメントを行う際の圧は、大腿部内側：大腿部裏：外側＝強：中：弱くらいの強さを意識する

# [練習問題の解答と解説]

## [4択問題]

**1：②リンパ系**

循環器系は、血管系とリンパ系に分かれる。その他の選択肢は循環器系と同じ器官系のひとつである。

**2：②脂肪**

食事性の脂肪は肝門脈を経由せず、胸管から左鎖骨下静脈の静脈角に入る。この運搬を担っているのがリンパ系である。

**3：③乳び**

腸管付近のリンパ液は、腸管から吸収した脂肪を含んでいるため乳白色のように濁っており、そのためこう呼ばれている。

**4：②集合リンパ管**

毛細リンパ管が合流し、何本も集まって前集合リンパ管となり、これがさらに合流して集合リンパ管となって、リンパ本幹となる。最終的に1本の太い管、右リンパ本幹と、左のリンパ本幹である胸管へとつながっていく。

**5：② 600〜800個**

リンパ管の中継点のようなものをリンパ節といい、全身に600〜800個あると言われてる。

**6：③マクロファージ**

白血球の一種。血液中の白血球の約5％を占める単球から分化したもの。細菌や異物などを食べ、顆粒球やリンパ球が戦ったあとの死骸なども処理する。

**7：①骨髄**

一次リンパ器官には骨髄と胸腺がある。骨髄は骨の中心部にある髄腔や海綿質を満たしているゼリー状の軟組織で、赤血球、白血球、血小板、リンパ球などが生成され、血液中に送り出されている。

**8：①脾臓**

二次リンパ器官には脾臓、扁桃、虫垂、リンパ節、小腸のパイエル板などがある。脾臓は左の腎臓の上、横隔膜の下にある、80〜120gほどの握りこぶし大の小さな臓器で、非常時に備えて血液を蓄えたり、濾過する役割を担っている。

**9：②顆粒球**

白血球には、単球、顆粒球、リンパ球の3種類がある。

**10**：①右リンパ本幹

　右上半身、右上肢、頭頸部の右側、右側の胸壁のリンパ液が集まる太いリンパ管で、ここに集まったリンパ液は、右静脈角に流れ込む。

**11**：④後頭リンパ節

　頭頂部や後頭部表層のリンパ液が流入し、ここからのリンパ液は浅頸リンパ節に流れ、そこから深頸リンパ節へ流れ込む。浅後頭リンパ節と深後頭リンパ節がある。

**12**：④腋窩リンパ節

　わきの下の脂肪細胞の中にあり、腋窩の太い血管の周囲に分布している。前腋窩リンパ節と後腋窩リンパ節、上腋窩リンパ節と下腋窩リンパ節があり、上肢や胸、胸壁、乳房、上腹部、背中の一部からのリンパが集まっている。

**13**：③鼠径リンパ節

　浅鼠径リンパ節と深鼠径リンパ節がある。腹壁の深層のリンパの一部、子宮浅鼠径リンパ節は、皮下脂肪組織の最下層にある。深鼠径リンパ節は、大腿筋膜の下、長骨恥骨窩の中に、浅鼠径リンパ節は、へそから下の下半身や外陰部、臀部などからリンパを集めている。

**14**：④膝窩リンパ節

　小さなリンパ節で、膝の筋膜の下の脂肪の中に埋め込まれている。浅膝窩リンパ節と深膝窩リンパ節があり、つま先から膝にかけてのリンパが集まっている。

**15**：②肋間リンパ節

　右肋間リンパ節と左肋間リンパ節があり、肋間や深層の背筋、椎骨周辺からのリンパを受け、肋間リンパ本幹や胸管につながっていく。

**16**：①ジェル

　ジェルを塗った皮膚の上から指で圧をかけて押していくと、硬いところやコリコリしているところがわかる。

**17**：②被験者の肌の保護

　肌の薄い部分のリンパケアをジェルなしで強く行うと、肌の薄い部位に負担がかかり傷めることがある。

**18**：③帽状腱膜

　頭部にある筋膜のひとつ。頭蓋骨の上に位置し、頭の筋肉（前頭筋、後頭筋、側頭筋）とつながっている。

**19：②指をカギ型にして押圧する**

指をカギ型にして第2関節部分で押圧する。中央あたりから耳の上あたりまでほぐしていくと、圧が適度に入るのでほぐしやすい。

**20：②熊手**

手を熊手にして、生えぎわから後ろへ向けて、少し圧をかけながら、髪をかき上げるようにして流しながら押していく。押して痛みを感じる場所は筋肉が硬くなっているので、その結果リンパが滞っている傾向にあり、そこは集中的に「ほぐして、流す」をくり返すようにする。

**21：②自律神経のバランスを調整するため**

こめかみにリンパケアトリートメントを行うと、副交感神経が優位になり、リラックスできる。逆にこめかみを押すことで、交感神経を優位にさせることができる。

**22：③デコルテ**

「decolletee」。胸は女性らしさや美しさが出る部分である一方、むくみが出やすい部分。リンパケアトリートメントで美しく保つと品よく女性の魅力を引き立てることができるため、おすすめしている。

**23：③突き出た脳**

脳はほぐすことができないため、脳が疲れている人などは手のひらをほぐしてあげるのが効果的。

**24：②肘**

前腕筋とは、手首から肘までの間にある複数の筋肉の総称。ここでのリンパ液は肘窩リンパ節に流れ込む。

**25：③ハ**

いちばん下の肋骨にそって、カタカナの「ハ」の字を書くようにして行う。

**26：④リンパの分水嶺**

部位によって、リンパが流れ着く場所がおおよそ決まっており、いくつかの領域に分かれて示すことができる。これをリンパの分水嶺と呼んでいる。分水嶺を把握することで、効率的なリンパ流しが可能となる。

**27：②両手でしぼるようにして流す**

リンパ流しはチューブをしぼるように行うのが基本の手技である。

**28：②爪を立てないようにする**

指を立てずに押圧する。指を垂直に下ろす場合は、被験者が痛みを感じない

よう爪を立てないようにし、タオルや靴下などの上から行う。爪は短く切っておくことも大切。

**29**：③チューブをしぼるようにして流す

　膝窩リンパ節へ向けて、チューブをしぼるようなイメージで流す。しぼるように流していくことで、途中で手が止まる部分が見つかることがあり、そこは筋肉が疲れている部分なので、少しほぐしてあげるとよい。

**30**：①鼠径リンパ節

　臀部のリンパ液の多くは、鼠径リンパ節に流れていく。臀部は、座り仕事などをしている人や女性の場合は、リンパの流れが滞りやすくなっている。また、とてもプライベートな部分なので、当協会ではタオルやズボンなど、布ごしに行うようにしている。

[○×問題]

**1**：○

　血管と同じ循環器系であるリンパ管は、動脈・静脈に並ぶ「第3の管」と言われることがある。

**2**：○

　リンパ液は、血管から周囲の組織にしみ出た組織液を吸収したもので、リンパ球などの細胞成分とリンパしょうなどの液体成分が含まれている。

**3**：×

　リンパは、毛細リンパ管→前集合リンパ管→集合リンパ管→リンパ本幹→右リンパ本幹・胸管と流れてゆき、鎖骨下静脈につながって、静脈へ流れ込む。

**4**：×

　マクロファージは異物などを貪食する機能があるが、抗原反応は起こさない。リンパ球が抗原反応を担う。

**5**：×

　骨髄で生成されたリンパ球は胸腺でT細胞に成熟される。T細胞は、体内に侵入してくる特定の病原体を攻撃する機能を持つ免疫担当細胞で、役割ごとにキラーT細胞、ヘルパーT細胞などがある。

**6**：○

　パイエル板は、脾臓、扁桃、虫垂、リンパ節などと同じ、二次リンパ器官のひとつ。

**7**：✕

健康体の場合、リンパ球は白血球の約 36.5％を占めている。リンパ節にも多く存在していて、外部からの異物の侵入に備えている。

**8**：◯

リンパ球は、T 細胞、B 細胞、NK（ナチュラルキラー）細胞に区分されている。T 細胞も B 細胞も、ともに体外から侵入してくる異物（抗原）と戦い、その病原体の特徴を記憶して、異物かそうでないかを見分ける役割を果たしている。NK 細胞はがん細胞を食べることで知られている。

**9**：✕

上肢や胸部の表在リンパ管が集まる本幹を鎖骨下リンパ本幹という。右側の鎖骨下リンパ本幹は右リンパ本幹に、左側の鎖骨下リンパ本幹は胸管に注いでいる。

**10**：✕

正しくは顎下リンパ節。顔面リンパ節の一部。オトガイ下リンパ節は、下顎や上唇、下唇周囲、歯肉や歯、舌、頬などのリンパを集めている。

**11**：◯

深前頸リンパ節は胸鎖乳突筋の深部にあり、内頸静脈にそうリンパ節群。

**12**：◯

腋の下の脂肪細胞の中にあり、腋窩の太い血管の周囲に分布している。前腋窩リンパ節と後腋窩リンパ節、上腋窩リンパ節と下腋窩リンパ節がある。

**13**：✕

鼠径部にあるリンパの一部は、痩せている人の場合は触診ができる。

**14**：✕

膝窩リンパ節には、表在の浅膝窩リンパ節と深部の深膝窩リンパ節がある。

**15**：◯

腹腔動脈の分岐点の周辺に位置している。

**16**：✕

リンパケアトリートメント後に眠くなったりだるくなったりする場合は、体質に合わないためではなく、好転反応の場合もある。ただし、ずっとその症状が続く場合、注意が必要。

**17**：◯

「冷え、硬い、痛い」はセットになっている。冷えて硬くなっているところは

リンパの流れが悪くなりがちなので、そこをほぐしてからリンパを流したほうが効果的。

**18**：×

筋肉にはリンパ管がたくさん存在するので、筋肉の硬化を取りのぞくリンパ流しを行うのはより効果的である。

**19**：○

小鼻の横にコリがある人は、そこをほぐして鼻から耳にかけてのリンパケアを行うと、花粉症の症状が改善するという報告が多い。

**20**：○

温度、清潔、香り、施術者の笑顔や態度など、被験者が気持ちよく施術を受けられる環境を作るよう心がける。

**21**：×

普段、寝ているタイプのベッドは施術しにくいので避けたほうがよい。できるだけ、布団などを使用するようにする。

**22**：×

耳の周りにある側頭筋をほぐすと、たるみが予防できるので、ほうれい線が目立たなくなる効果がある。

**23**：○

高血圧の人の場合は血圧が上がる可能性があるので、手をパッと開く手技は避ける。押圧はよい。

**24**：○

側頭筋ほぐしを行うと、血流がよくなるので頭痛が緩和したという報告が数多く寄せられている。

**25**：○

被験者が気持ちよく施術を受けられるよう、心がける。

**26**：×

胸鎖乳突筋つかみは、歯周病ではなく口内炎の予防につながると言われている。胸鎖乳突筋を、上から下に向かってつかんでいくと口内炎に効果的であるという報告が多い。

**27**：○

ぜんそくの人は、胸のほか、首、肩、背中にも筋肉の硬化がみられることが多いので、それらの部位のリンパケアトリートメントはとくにおすすめである。

**28**：◯
　ストレスが溜まっている人や、腸の調子がよくない人は、みぞおちが硬くなっていることがあるので、ほぐしてあげることで、腸の調子がよくなることもある。

**29**：◯
　ウエストにむくみがある人も多い。ウエストをそっと包み込む手技を行うと、ウエストを細くする効果も期待できる。

**30**：×
　大腿部のリンパケアトリートメントを行う際の圧は、大腿部内側：大腿部中側：外側＝弱：中：やや強くらいの圧を意識して行う。

### ❖ 参考文献

- 『カラー図解徹底解剖 からだのしくみ──組織の構造から遺伝のメカニズムまで』水野嘉夫監修（新星出版社）
- 『決定版 からだのしくみ カラー事典──人体の構造と働き、病気の原因と症状が超精密イラストでよくわかる』垣内義亨著・監修（主婦の友社）
- 『図解入門 よくわかる 最新からだの基本としくみ──人体のメカニズムを図解する！』鈴木洋通監修（秀和システム）
- 『運動・からだ図解 解剖学の基本』松村讓兒監修（マイナビ）
- 『新訂 目でみるからだのメカニズム』堺章著（医学書院）
- 『カラー版 書き込み式で覚える！ 解剖ワークBOOK』竹内修二監修（西東社）
- 『プロメテウス解剖学 コアアトラス』坂井建雄、市村浩一郎著（医学書院）
- 『リンパの科学』加藤征治著（講談社）
- 『むくみが消えるリンパマッサージ』廣田彰男著（マキノ出版）
- 『腸のリンパを流せば、病気が逃げだす』大橋俊夫著（PHP研究所）
- 『リンパを流すと健康になる』大橋俊夫著（PHP研究所）
- 『リンパ学』ミヒャエル・フェルディ、エーテル・フェルディ著（キベプランニング／日本DLM技術者会）
- 『史上最強図解 安保徹のこれならわかる！免疫学』安保徹著（ナツメ社）
- 『即効解消のリンパマッサージ』紺野義雄著（ムックセレクト）
- 『薬学必修講座 薬理学』薬学教育センター編（評言社）
- 『乳酸菌革命』金鋒著（評言社）
- 『リンパケア検定2級公式テキスト』日本リンパ協会編（評言社）

❖ 制作スタッフ
- フォトグラファー：藤谷勝志
　　　　　　　　　（フォトスタジオ・スタジオフラワー代表取締役）
- ヘアメイク：鶴岡美代子
- モデル：花城円香
- イラストレーター：稲野辺郁子

---

❖ 編集協力
- 須﨑　恭彦（須﨑動物病院院長、獣医師、獣医学博士）
- 山田久美子（一般社団法人日本リンパ協会認定講師）
- 田中久美子
- 若林　悦子

### ❖ 著者紹介

**池田ことみ**（いけだ・ことみ）

一般社団法人日本リンパ協会代表理事／株式会社ナイスリンパジャパン代表取締役／リンパスペシャリスト®
年間 300 回以上のリンパケアセミナーや講演を行うなど、「日本一講座数の多いリンパケア講師」と呼ばれている。日本リンパ協会主催講座のほか、企業や各種団体からのセミナー依頼も多く、これまでに 2 万人以上に直接指導。「いくつになってもあきらめないあなたを応援します」をミッションに、リンパケアを広めるため多種多様な活動を行っている。

---

### ❖ 監修者略歴

**松岡　隆**（まつおか・ゆたか）

元東京理科大学薬学部専任講師／日本薬理学会学術評議員／薬学博士（東京大学）／薬剤師
昭和 60 年 6 月 ゴードン学術会議招待講演
昭和 61 年 9 月 薬学奨励財団ゴードン学術会議派遣講演
昭和 62 年 8 月 FASEB 学術会議招待講演
平成元年 6 月〜平成 2 年 9 月　米国イリノイ州立南イリノイ大学医学部薬理学講座客員助教授

**JLA** 一般社団法人 日本リンパ協会®

〒104-0061　東京都中央区銀座7丁目13番5号 NREG 銀座ビル1F
代表理事：池田ことみ

ホームページ　　http://lymphjapan.com/
メールアドレス　staff@lymphjapan.com
メルマガ（無料）http://www.reservestock.jp/subscribe/6997

---

リンパケア検定〔1級〕公式テキスト

2016年 5月10日　初版　第1刷　発行
2025年 3月 3日　　　　第3刷　発行

編　者　一般社団法人 日本リンパ協会
著　者　池田ことみ
監　修　松岡　隆
発行者　安田 喜根
発行所　株式会社 評言社
　　　　東京都千代田区神田小川町2-3-13
　　　　M&Cビル3F（〒101-0052）
　　　　TEL 03-5280-2550（代表）
　　　　https://hyogensha.co.jp
印刷　㈱シナノパブリッシングプレス

---

©Japan Lymph Association　2016, Printed in Japan
ISBN978-4-8282-0582-3 C0077
定価はカバーに表示してあります。
落丁本・乱丁本の場合はお取り替えいたします。